Carlo von Tiedemann, Dr. Mathias Schmidt
Martin Fletcher und Tim Tuchel

Ü60 na und?!

DURCHSTARTEN MIT **CARLO VON TIEDEMANN**

Ein Ratgeber für die besten Jahre

HEALTHY IN LIFE
HAMBURG

Druck:
Brunkow Druckprodukte GmbH, Hamburg
Printed in Germany

Konzept, Layout, Umschlaggestaltung:
mg design GmbH, Werbeagentur, Hamburg
www.design-mg.de

Fotos:
Fotolia
MEV
Pixland
mg design GmbH

A. Ortner	6
E. Raff	Cover; 10; 11; 12; 13; 14; 16; 26; 28; 29; 39; 40; 41; 42; 43; 44; 45; 46; 47; 50; 53; 54; 56; 68; 82; 84; 103; 105; 106; 108; 118; 123; 130; 131
M. Schröder	61; 137
J. Kruse	134
S. Pick	94
A. C. Schmidt	89
NDR	136
NDR/H. E. Müller	135; 136
NDR/U. Ernst	137

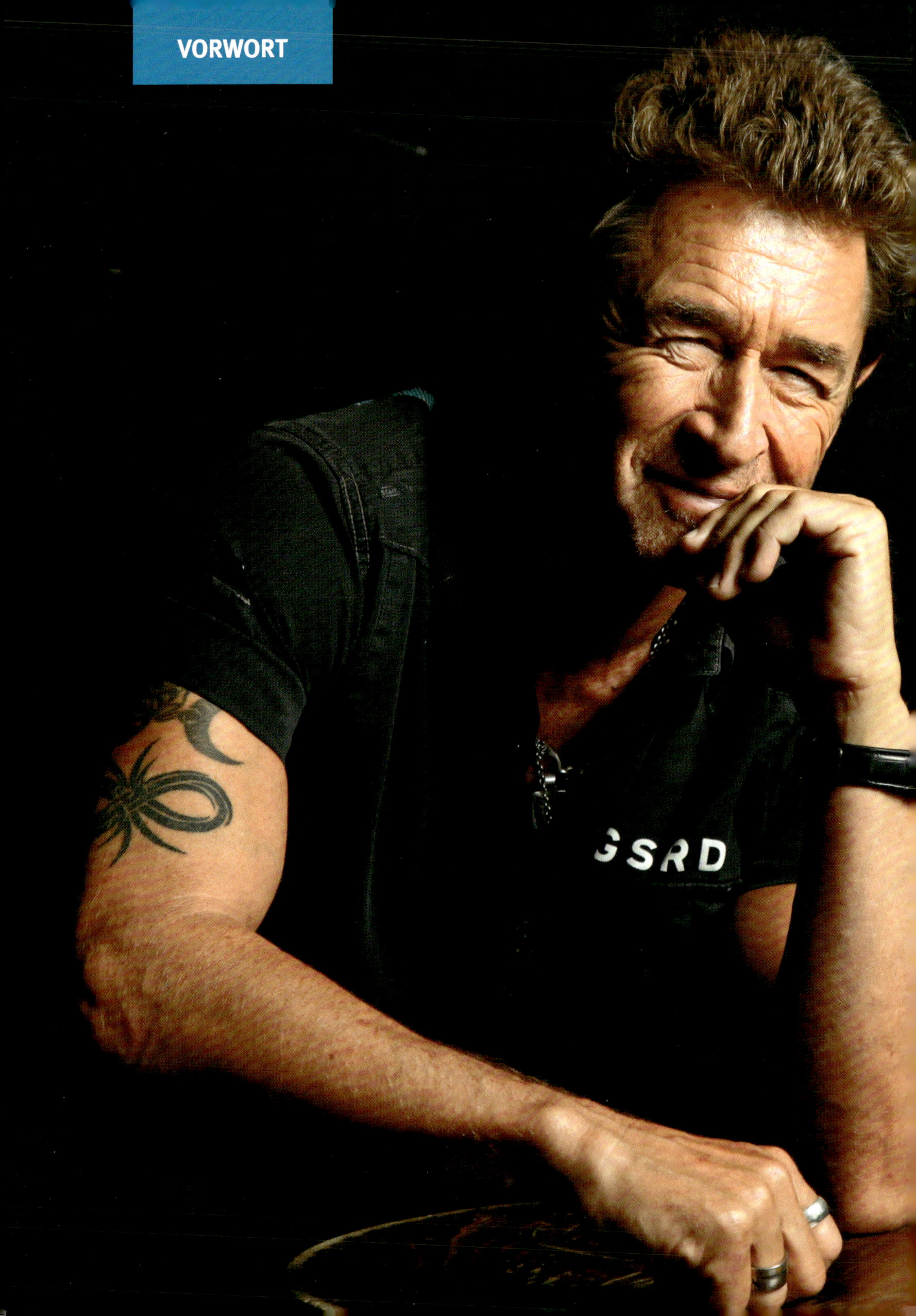
GSRD

Hier ist Musik drin!

Ich erinnere mich noch gut, wie ich Carlo von Tiedemann 1975 kennenlernte: Einer unserer ersten Auftritte im deutschen Fernsehen war bei ihm in der Aktuellen Schaubude des NDR. Wir haben sofort gespürt, dass wir auf einer ähnlichen Wellenlänge liegen und sind über all die Jahre Freunde geblieben. In dieser langen Zeit ist Carlo immer jung geblieben und hat sich die Begeisterung für sich und sein Publikum erhalten. Er ist mit Leib und Seele, was er immer war: Ein Radiomann.

Noch immer blitzt der Schalk aus seinen Augen.

Als ich Carlo dann Anfang 2012 wieder einmal traf, erzählte er mir von seinem Ü60-Buchprojekt. „Durchstarten mit Carlo von Tiedemann“. Das passt wie die Faust aufs Auge, denn sein positives Lebensgefühl steckt an.

Ich habe im Leben die Erfahrung gemacht, dass das biologische Alter allein nicht viel aussagt. Was zählt, sind Leidenschaft und Neugier. Das Feuer und die Musik in uns. Carlo und ich sind im Herzen jung geblieben. Das treibt uns an.

In diesem Sinne wünsche ich dem Buch Erfolg und den Lesern viel Freude im Leben.

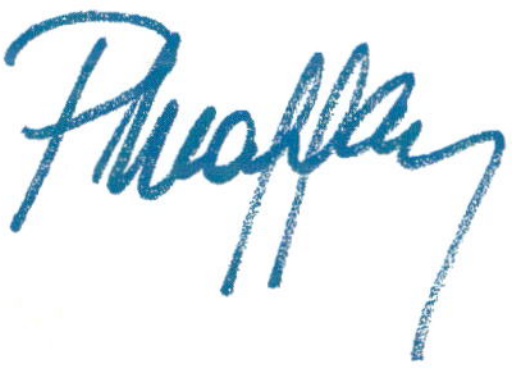

München, im Mai 2012

Ü60 – die Power-Generation

Wer heute zwischen 60 und 70 Jahre alt ist, wuchs in der Ära des Rock 'n' Roll auf und war Teenager, als die Beatles und die Rolling Stones Erfolge feierten und die Welt der Erwachsenen aufmischten. Es war eine Zeit des Aufbruchs und der Abkehr. Viele Angehörige dieser Generation haben die Flamme der jungen Jahre wach gehalten und sind weiterhin voller Tatendrang.

Zum ersten Mal in der Kulturgeschichte erleben wir damit eine Generation, die im siebten Jahrzehnt ihres Lebens noch erstaunlich jung ist. Es sind Best Ager, für die das „Altenteil" in weiter Ferne liegt.

An diese vielen Millionen Menschen mit Beat im Blut wendet sich Carlo von Tiedemanns Buch, dem weitere Themen-Bände folgen sollen. Diese Ü60-Bücher kennen und teilen das Lebensgefühl ihrer Zielgruppe. Sie sind Ratgeber und Begleiter in den besten Jahren. Sie bestärken ihre Leser in der Einschätzung, dass man immer so alt ist, wie man sich fühlt.

Inhalt

Wie alles begann

Wer in den Medien verfolgt hat, was ich so mache, der weiß, dass ich eine ganze Weile mehr oder weniger sorglos in den Tag hinein gelebt habe. Und für viele Fehler bitter büßen musste. Wenn ich all dies einigermaßen unbeschadet überstanden habe, so verdanke ich das wohl meiner robusten Konstitution. Meinen Genen, wie man heute sagen würde. Immerhin hat mein Vater das stolze Alter von 101 Jahren erreicht.

Wie schnell es aber auch ganz anders kommen kann, wurde mir schlagartig bewusst, als ich mich vor einigen Jahren einer komplizieren Gehirntumor-Operation unterziehen musste. Mit viel Glück bin ich damals Gevatter Tod von der Schippe gesprungen. Das war eine einschneidende Zäsur. Sie hat mich sehr nachdenklich gemacht und auch kritischer mir selbst gegenüber. Mein bis dahin unerschütterlicher Optimismus hatte eine Delle bekommen. Carlo, du musst auf dich aufpassen, ermahnte ich mich. Diese Einsicht blieb aber zunächst ohne praktische Konsequenzen auf meine Lebensführung.

Wenn Sie sich jetzt fragen, was dann den Durchbruch brachte, muss ich Sie rückwirkend zu meinem 66. Geburtstag einladen. Das war eine schöne Feier und Sie hätten viele der Gäste gekannt. Unter den zahlreichen Geschenken war auch ein Video von meinen NDR-Kollegen. Die hatten sich die Mühe gemacht, etliche meiner Fernseh-Anmoderationen der vergangenen Jahrzehnte aufzustöbern und für mich zusammenzustellen. Ich hatte viel Spaß, als ich mir das später zuhause anschaute. Am Schluss des Videos stand eine launige Moderation zu einem Auftritt von Udo Jürgens: „Mit 66 Jahren da fängt das Leben an."

Mit 66 Jahren da fängt das Leben an

Der Udo hat Recht, dachte ich. Ich starte durch! Als meine Frau das hörte, setzte sie ihr typisches „Das-glaubst-du-ja-wohl-selbst-nicht-Lächeln auf. Doch diesmal erreichte sie genau das Gegenteil. Statt einzuknicken, tat ich mir die damals größtmögliche „Strafe" an und buchte demonstrativ eine Trainingswoche (ja, sieben volle Tage!) mit Tim Tuchel. In dessen Studio in Norderstedt hatte ich schon eine Weile regelmäßig trainiert, mit ihm als persönlichem Antreiber (neudeutsch „Personal Trainer"), aber eben immer nur stundenweise. Jetzt hatte ich mich auf eine ganze Woche festgelegt. Als klitzekleine Entschädigung verlegte ich die wenigstens in ein schönes warmes Umfeld: nach Mallorca.

So flogen Tim und ich auf die Insel, unternahmen lange Strandläufe, fuhren viele Kilometer täglich Rad und was man sonst noch alles macht, um Muskeln in die Gänge zu bringen, die man im Alltag sonst kaum braucht. Am Abend spürst du dann, wie sie mit dir schimpfen, dass du sie so lange links liegen gelassen hast. Trotzdem fühlte ich mich gut dabei – und nach ein paar Tagen deutlich jünger, als ich war.

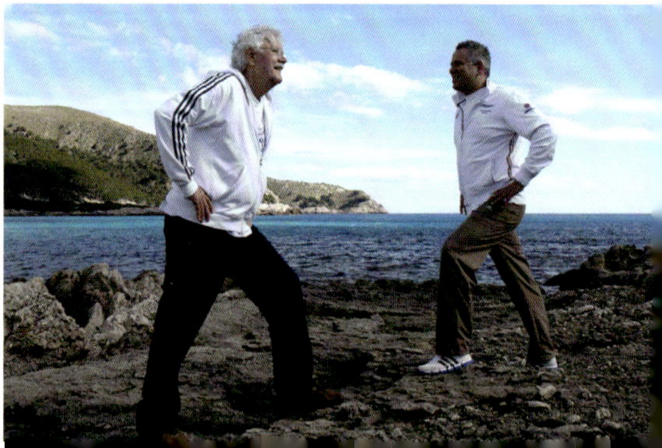

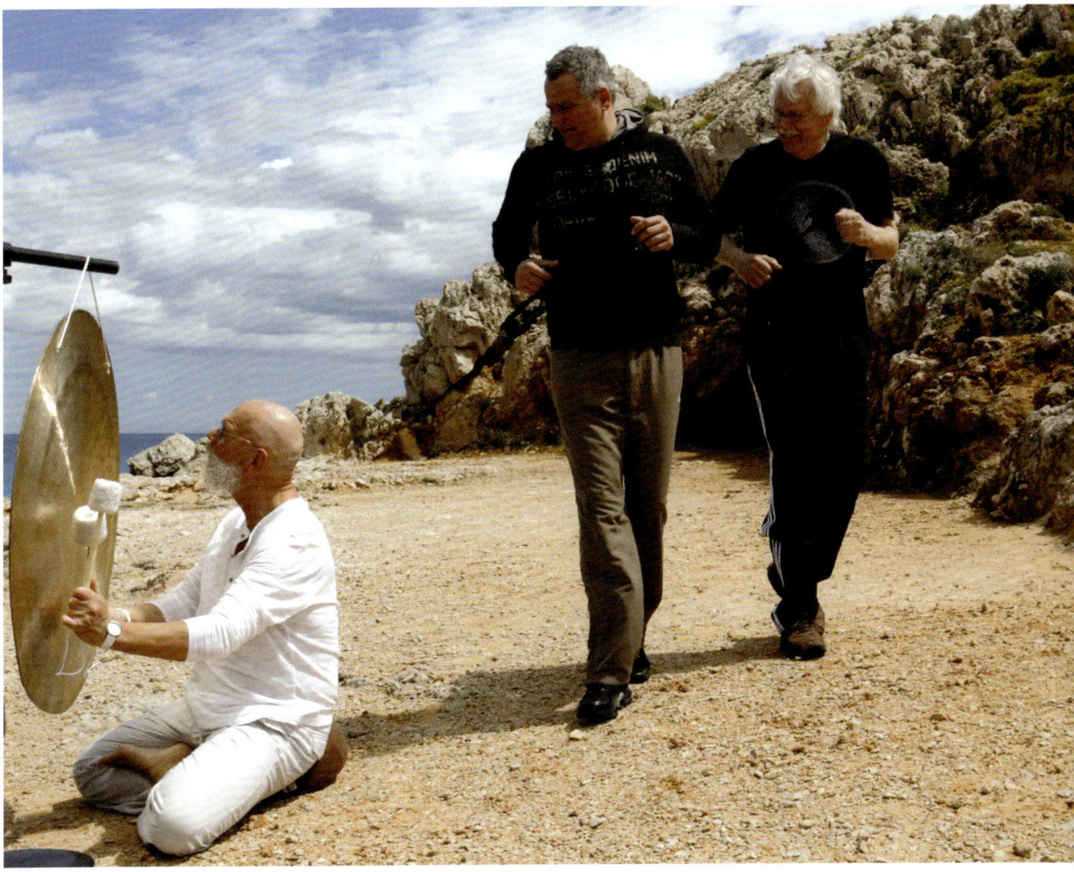

„Noch bevor wir ihn so richtig sahen, spürte ich die Schwingungen des Gongs. Sie verwoben sich mit dem Rollen der Brandung, und die Felsen reflektierten sie. Was war das für ein Typ? Meine Neugier war geweckt.“

Auf Mallorca geschah dann wieder etwas, das sich als richtungsweisend herausstellen sollte: Eines Tages sahen Tim und ich beim Strandlauf einen Typen auf einem Felsen sitzen, der hingebungsvoll den warmen Klängen eines großen Gongs lauschte. Das war ein Bild für die Götter. Ein Buddha auf den Balearen. Wir blieben stehen und gingen näher heran. Der Mann sah uns und kam nach einer Weile zu uns herüber. Ein bisschen abgehoben sah er schon aus mit seinem markanten kahlen Kopf und dem gigantischen Backenbart. Garantiert ein Künstler, dachte ich. Er stellte sich als Martin Fletcher vor und entpuppte sich als Wahlhamburger. Wir kamen ins Gespräch und stellten fest, dass wir an der Waterkant gemeinsame Bekannte hatten. Wir waren sogar schon bei Oldie-Shows zusammen aufgetreten, ich als Moderator, er als Schlagzeuger in der Begleitband von Chris Andrews und Dave Dee. So kamen wir schnell in nostalgisches Schwärmen ...

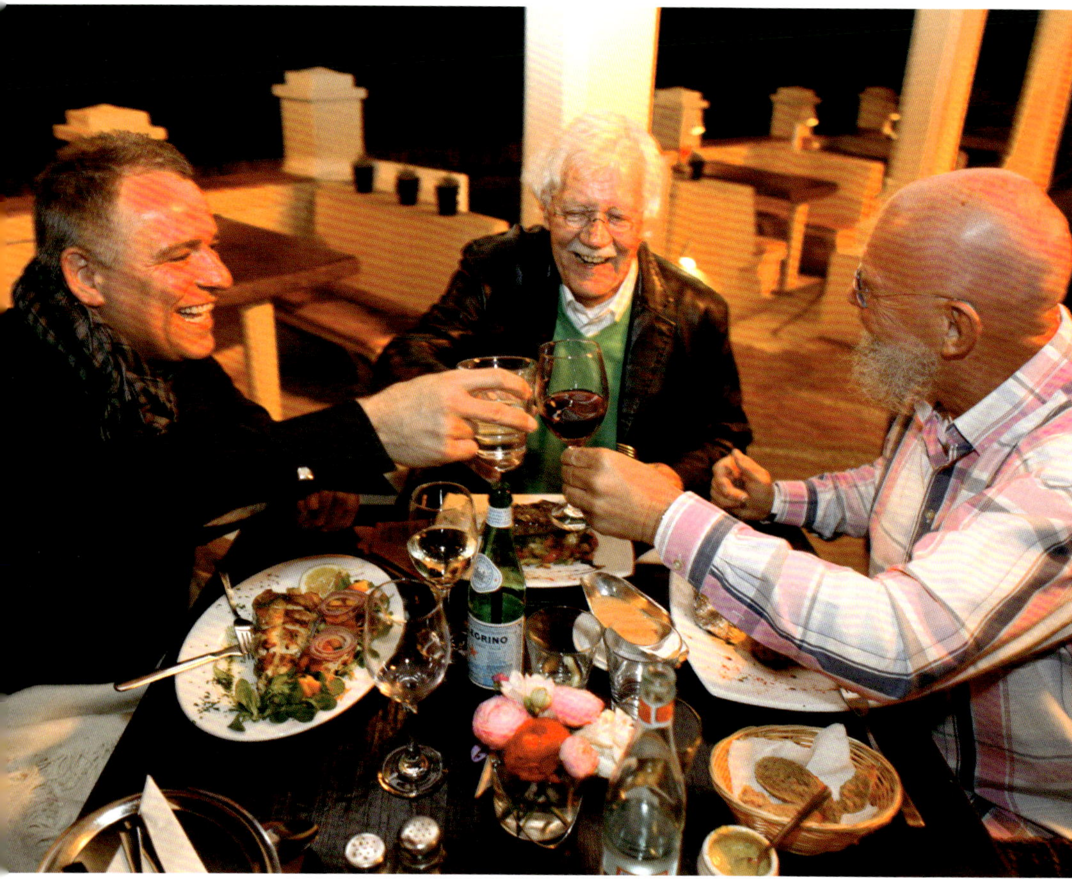

Wenn ich damals an etwas nicht glaubte, dann an Hypnose. Und an Selbsthypnose schon gar nicht.

Ein Wort ergab das andere, und wir verabredeten uns für den Abend zum Essen. So esoterisch, wie er auf mich wirkte, hätte ich vermutet, dass er ein vegetarisches Gericht bestellt, aber er orderte ein großes Steak mit Salat und trank mit uns Rotwein. Er sei aus der Media-Eventbranche, erzählte Fletcher. Nach einem Burn-out habe er sein Leben neu geordnet und auch mit Selbsthypnose angefangen. Tim Tuchel und ich sahen uns an: Also doch ein Esoteriker. Denn wenn ich damals an etwas nicht glaubte, dann an Hypnose. Und an Selbsthypnose schon gar nicht.

Nie zuvor bin ich jemals so entspannt geflogen – ohne jede Pille.

Ich weiß nicht mehr, wie wir dann auf meine Flugangst kamen und dass ich den Flug nach Mallorca nur mit reichlich Beruhigungspillen überstanden hatte. Jedenfalls schlug Fletcher vor, mir per Hypnose die Angst vorm Fliegen zu nehmen. Obwohl ich keine Erfolgschancen sah, ließ ich mich darauf ein, mich von ihm hypnotisieren zu lassen, mit allem, was er an Gongs und Klangschalen zu bieten hatte. Am Ende tauschten dann Tuchel und Fletcher ihre Flugtickets, so dass Fletcher neben mir saß, als es nach Abschluss der Trainingswoche wieder heim nach Hamburg ging. Nie zuvor bin ich jemals so entspannt geflogen – ohne jede Pille.

Seither sehen wir uns regelmäßig: Tim Tuchel coacht mich in Sachen körperliche Fitness, Martin Fletcher bringt mir Entspannung bei. Dass ich mich mit 68 Jahren rundum wohl fühle, hat also auch mit den beiden zu tun.

Der Rest ist schnell erzählt. Immer öfter sprachen mich Leute an: Herr von Tiedemann, Sie machen so einen fitten und vergnügten Eindruck. Wie schaffen Sie das nur? Verraten Sie uns Ihr Erfolgsrezept!“

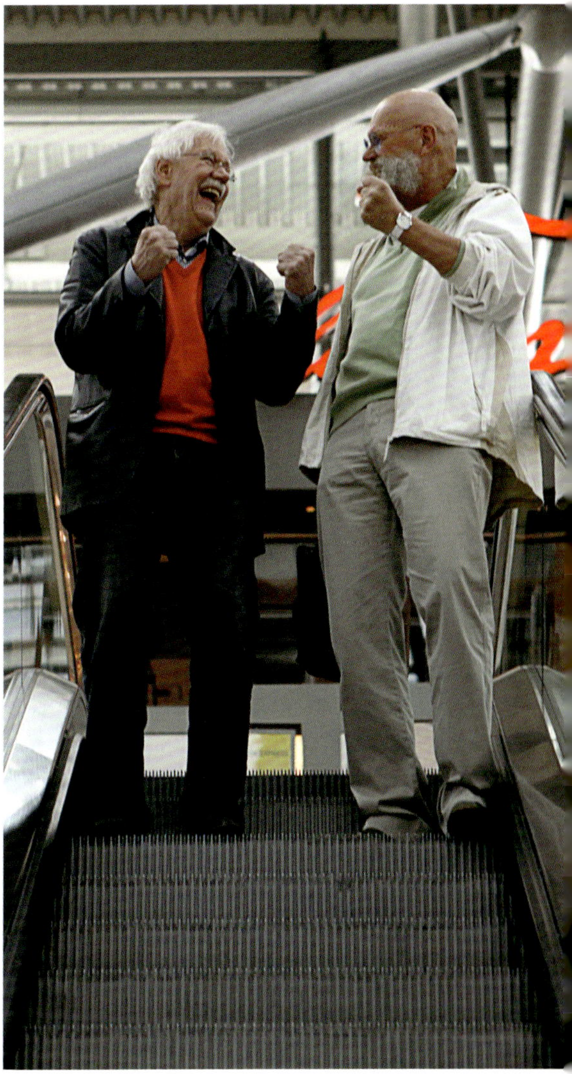

Genau das will ich mit diesem Buch tun: Auflisten, was mir wichtig ist und meine Lebensfreude verstärkt. Vielleicht interessiert es Sie ja, und Sie finden die eine oder andere Anregung, um ebenfalls durchzustarten. Ich wünsche Ihnen viel Spaß dabei!

Carlo von Tiedemann
Sommer 2012

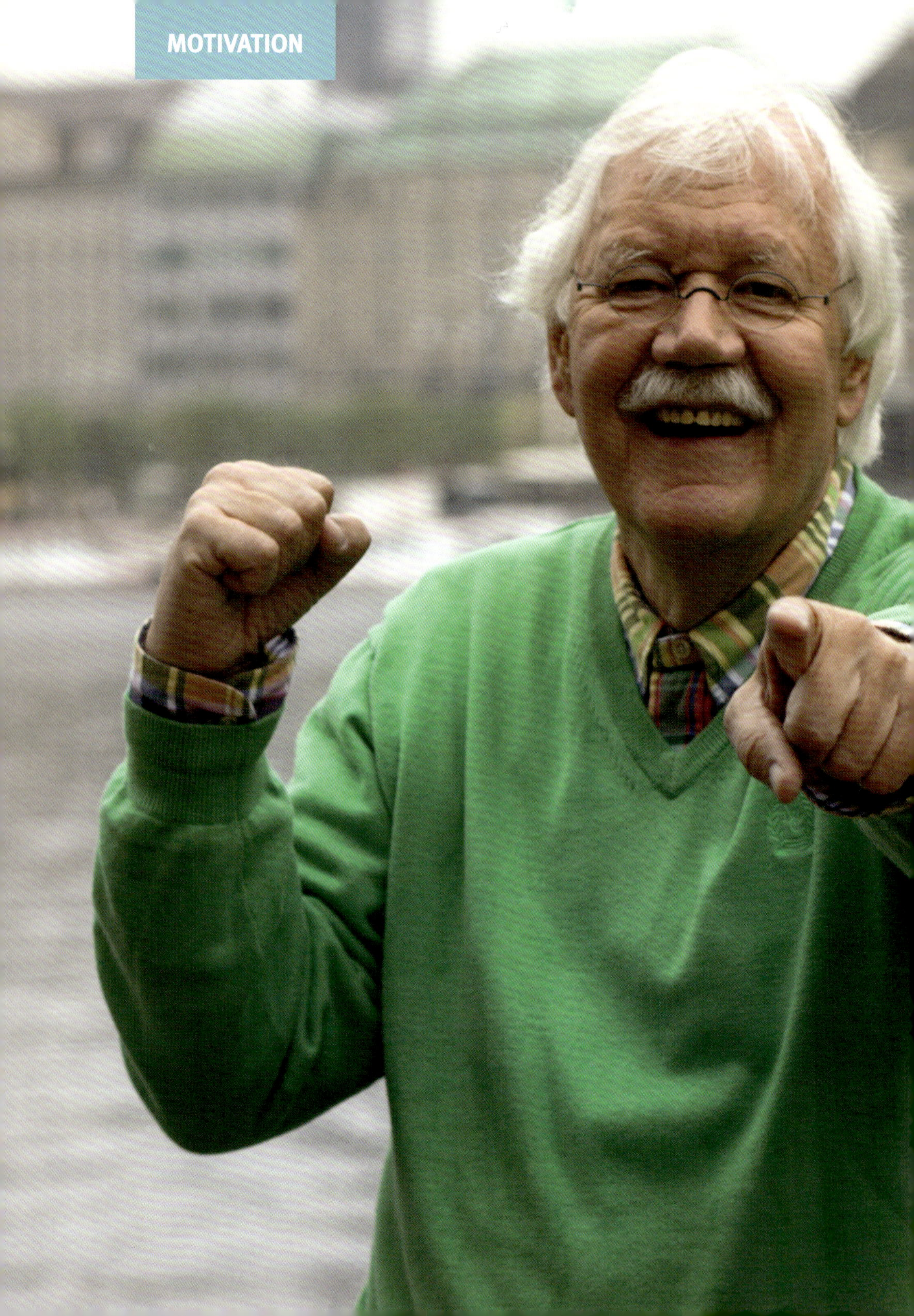

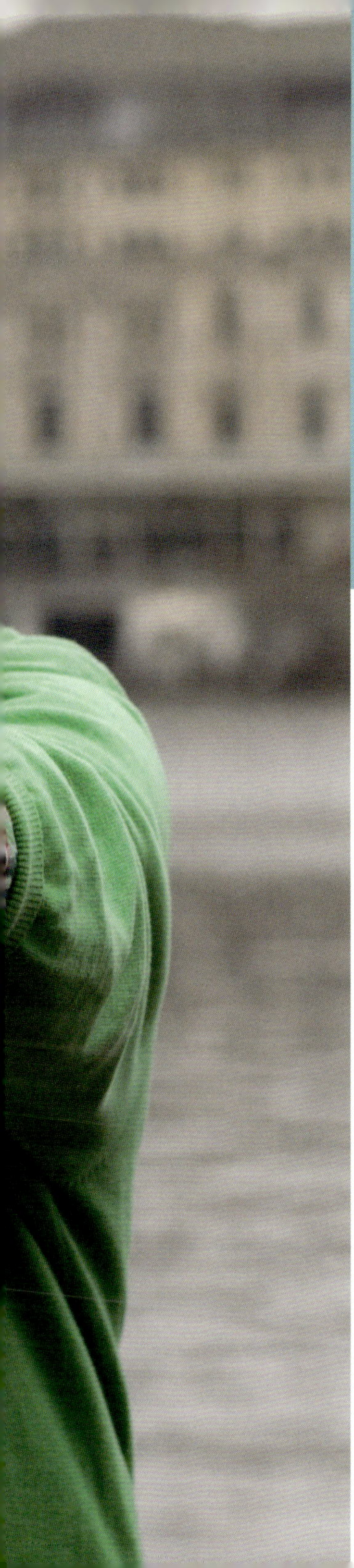

1

Pack es an!

„Ich gebe zu: Am besten arbeite ich unter Zeitdruck. Schon Wochen vor dem Stichtag mit etwas anzufangen, um rechtzeitig fertig zu werden, liegt mir nicht. Knapp vorher reicht dicke. Irgendwie hat es immer geklappt. Als spontaner ‚Kämpfer' möchte ich aus der Situation heraus handeln. Deswegen weigere ich mich auch, Texte auswendig zu lernen und dann in der Sendung auf Kommando aufzusagen. Nur das nicht.

Das heißt aber nicht, dass man sich total treiben lassen kann. So etwas kann schnell im Chaos enden. Wichtig ist die Grundmotivation. Bei mit ist das der Wunsch, aus dem Tag etwas (Gutes) zu machen. Das funktioniert nur, wenn ich auch Energie einbringe. Power eben. Wenn man träge auf dem Sofa liegt, läuft nichts. Als jemand, der fast sein ganzes Leben lang freiberuflich tätig war, habe ich das schnell gelernt. Motivation ist der entscheidende Antrieb für den Alltag. Wer sich aufrafft, ist auf dem Weg. Und je motivierter man ist, desto weiter kommt man."

Die Kapitel dieses Buches enthalten viele Tipps und Anregungen, von deren Umsetzung Sie profitieren können. Doch egal, in welchem Bereich Sie aktiver werden möchten als bisher, eines müssen Sie einbringen: Die Entschlossenheit, den Transfer von der Einsicht (Idee) bis zur Umsetzung (Tat) auch tatsächlich zu vollziehen.

Bei der persönlichen Entwicklung spielt der Wille eine entscheidende Rolle. Die konstruktive Einstellung „Ja, das mach' ich. Das zieh' ich durch!", sprich: die Motivation. Ohne kommen Sie keinen Schritt weiter und treten auf der Stelle.

Glückwunsch, wenn Sie jemand sind, der allemal stark motiviert ist. Aber vielleicht gehören Sie ja auch zur Mehrzahl der Menschen, die den Kampf mit dem vielzitierten inneren Schweinehund öfter mal verlieren. Die schnell der Mut verlässt: „Schaff ich ja doch nicht ..." Glauben Sie uns, für Ihre Motivation können Sie durchaus etwas tun.

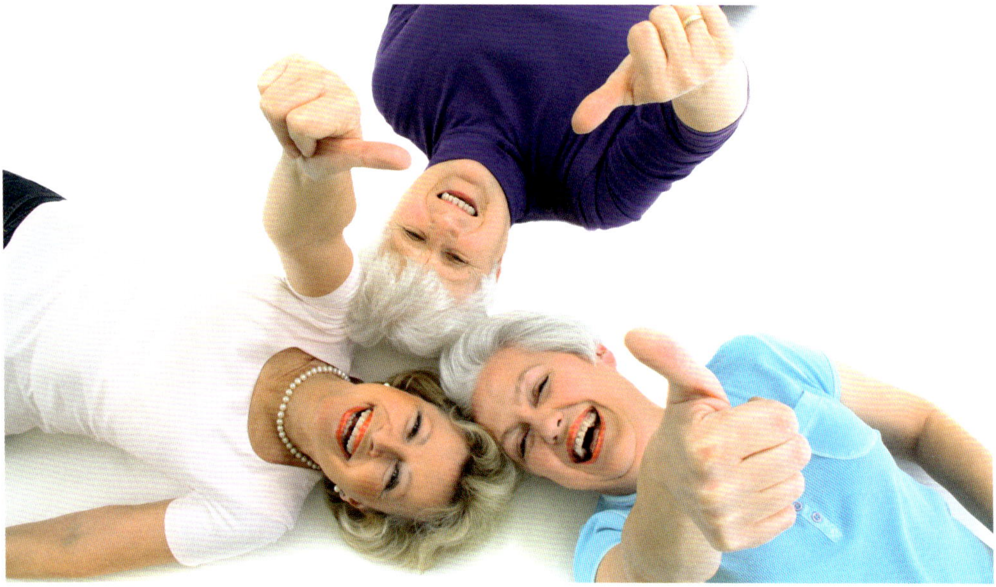

Ergreifen Sie die Initiative!

Eigentlich hatten Sie ja noch eine Runde walken wollen – doch dann zogen dunkle Wolken auf. Als Vorbereitung auf den nächsten Urlaub wäre ein Spanischkurs eine gute Sache gewesen – aber die Termine lagen nun mal so ungünstig. Der Schreibtisch müsste dringend aufgeräumt werden – aber sie hatten dafür einfach nicht den Kopf frei. So ist es halt beim Vorsatz geblieben. Ihr innerer Schweinehund war einfach stärker.

Das geht sehr vielen Menschen so. Wenn Sie sich dann aber wenigstens gelegentlich über ihre eigene Inkonsequenz ärgern, ist bei Ihnen noch nicht alles verloren. Arbeiten Sie an Ihrem Durchsetzungswillen sich selbst gegenüber!

Zunächst ein Blick auf die Terminologie, denn es gibt zwei ähnlich klingende und doch sehr unterschiedliche Begriffe:

Motivierung („**ex**trinsische Motivation"), das Erreichen von Zielen durch von außen kommende Anreize (Lob, Bonus, Belohnung)

Motivation („**in**trinsische Motivation"), die Verwirklichung von Ideen und das Erreichen von Zielen durch inneren Antrieb. Ich will!

Motivierung von außen allein reicht meistens nicht aus. Echte Motivation ist Eigenmotivation und kommt von innen heraus.

Bestimmen Sie ein Ziel

Motivation speist sich aus dem Willen. Sie müssen also wissen, was Sie wollen. Deshalb brauchen Sie ein Ziel, für das es sich lohnt, sich aufzuraffen. Für Berufstätige ist es oftmals der Aufstieg, der bessere Job. Ebenso kann Ihr Ziel eine schönere Wohnung sein, die Verwirklichung des Traums vom Ferienhaus oder vom umgestalteten Garten. Der Wunsch, das Sportabzeichen zu machen, einmal eine anspruchsvolle mehrtägige Wanderung oder Fahrradtour zu bewältigen, eine große Reise zu unternehmen und vieles mehr.

Was ist notwenig, um Ihr Ziel zu erreichen?

Ein Beispiel: Ihre Freunde haben Sie schon mehrfach eingeladen, mit ihnen im Sommer den Rhein entlang zu radeln. Doch sie trauen es sich nicht zu. Wenn Sie jedoch schon im Frühjahr damit beginnen, etwas für Ihre Ausdauer zu tun, sind Sie im Sommer fit genug. Damit erhält jede einzelne Trainingseinheit einen übergeordneten Sinn. Sie wissen, warum Sie sich anstrengen.

Wenn Sie sich dann dennoch abhalten lassen, zu den Stöcken zu greifen oder am Abend noch ein paar Kilometer zu radeln, gefährden Sie ernsthaft Ihr eigenes Ziel. Die Motivation entspringt in diesem Fall also dem Wunsch, die Rhein-Tour unbedingt mitzumachen. Das angestrebte Ziel vor Augen, finden Sie die Energie zum Handeln.

TRAINER-TIPP

Der Trick mit dem Anker

„In der Psychologie ist bekannt, dass unsere Gedanken die Tendenz haben, sich zu manifestieren. Das können Sie nutzen, um mit positiven Vorsätzen – Affirmationen – Ihr Leben zu beeinflussen.

Affirmationen können Sätze sein, die Sie möglichst noch mit Vorstellungen und Bildern unterlegen. Konzentrieren Sie sich auf ihre Botschaft und rufen Sie diese immer wieder auf.

Ein Beispiel: Ihr Ziel ist es, die Naschhaftigkeit in den Griff zu bekommen. Ihre Affirmation lautet: ‚Ich bin stark. Süßes ist mir vollkommen gleichgültig.' Diese Botschaft verbinden Sie mit einem schlanken Selbstbildnis. Zusätzlich ordnen Sie dieser Affirmation das Zusammendrücken des linken Daumens und Ringfingers zu. Immer wenn Sie die beiden Finger gegeneinander drücken, aktivieren Sie einen sogenannten Anker.

Dann stehen Sie irgendwo an der Kasse, und Schokoriegel lachen Sie an. Gelüste steigen auf. Sie machen die Anker-Bewegung und stoppen damit den reflexhaften Griff nach dem Riegel. Ein kleiner, aber wirkungsvoller Schritt in die richtige Richtung. Diesem aus der Hypnose/Selbsthypnose stammenden Ansatz liegt ein unglaubliches Veränderungspotential zu Grunde. In diesem Kontext nennt man die Affirmationen dann Suggestionen/Autosuggestionen."

Martin Fletcher, Entspannungstherapeut

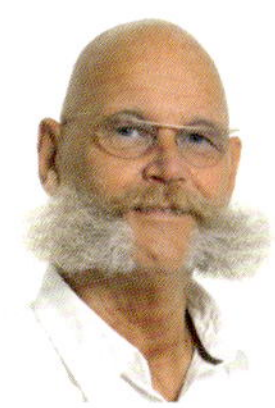

Schritt für Schritt: Legen Sie Etappen fest!

Es ist also wesentlich, ein übergeordnetes Ziel zu haben. Damit es keine Utopie bleibt, sollten Sie konkrete Etappen bestimmen.

Sich vorzunehmen „Ich möchte zehn Kilo abnehmen", ist ein anspruchsvolles Vorhaben, an dem viele scheitern. Leichter wird es, wenn Ihre Zwischenziele lauten, jeden Monat 800 Gramm weniger auf die Waage zu bringen.

Ein Beispiel: Einige Ihrer Freunde joggen, doch Sie selbst sind schon nach 200 Metern außer Atem. Das ärgert Sie grün, zumal die Freunde auch keine Sportskanonen sind. Aber die 2,3 Kilometer um den See schaffen Sie eben doch.

Gönnen Sie sich Erfolgserlebnisse

Stecken Sie sich deshalb Etappen ab. Für die erste Woche ist Ihr Ziel die Birke bei der 300-Meter-Marke. Eine Woche weiter wollen Sie es bis zur ersten Bank bei 500 Metern schaffen. Und so weiter. Der Trainingsplan in unserem Bewegungskapitel schlägt genau das vor: Jede Woche etwas mehr.

Wählen Sie Zwischenziele, die auch zu schaffen sind. Jede Etappe bringt sie ein Stück in Richtung Sieg. Zwischendurch aufgeben zählt nicht. Alle erfolgreichen Leute haben ihre Ziele schrittweise erreicht. Kein 10-Kilometer-Schwimmer ist vom ersten Tag an 10.000 Meter geschwommen, sondern war am Anfang wahrscheinlich schon froh, als er zum ersten Mal zehn 50-Meter-Bahnen im einem Stück geschafft hat. Reinhold Messner ist als Kind auf die heimatlichen Südtiroler Berge gekraxelt, bevor er sich später den Mount Everest vornahm. Und auch ein Buch wie dieses schrieb sich nicht von selbst, sondern wurde Abschnitt für Abschnitt erarbeitet.

Erreichbare Etappenziele verschaffen Ihnen Erfolgserlebnisse, die neue Kraft geben. Der Anreiz lässt sich noch erhöhen, indem Sie sich für jedes erreichte Etappenziel belohnen.

Wenn ich es um den halben See schaffe, gehe ich in die Sauna und gönne mir eine Massage. Wenn ich die ersten zwei Kilo runter habe, gehe ich shoppen. Sie wissen selbst am besten, womit Sie sich ködern können.

Halten Sie Ihr Gehirn fit

Die Energie zur Selbstmotivation werden Sie nur aufbringen, wenn Sie sich fit halten. Die Anregungen in unserem Kapitel Bewegung und Ernährung helfen Ihnen dabei.

Dennoch geht es natürlich nicht allein um körperliche Fitness. Auch der Geist muss mitmachen. Lassen Sie Ihre grauen Zellen also nicht einrosten. Fordern Sie sich!

- Lesen Sie ein gutes Buch oder eine anspruchsvolle Zeitschrift/Wochenzeitung.
- Besuchen Sie einen (Sprach-)Kurs.
- Nehmen Sie an einer Studienreise teil.
- Gehen Sie in einen Schachclub, spielen Sie Doppelkopf oder andere Kartenspiele, bei denen man denken muss.

Mit einem gut geölten Gehirn fällt Selbstmotivation ein ganzes Stück leichter.

„Gestern ist vergangen. Morgen ist noch nicht da. Wir haben nur heute. Lasst uns beginnen."

Mutter Teresa (1910-1997)

FITNESS-TRAINING FÜRS GEHIRN

Man vergisst schnell mal etwas, reagiert langsamer, benötigt mehr Zeit, um Informationen zu verarbeiten: Unser Gehirn lässt uns in der zweiten Lebenshälfte zunehmend im Stich. Immer komplexere Alltagsanforderungen verlangen jedoch intellektuelle Flexibilität bis ins hohe Alter. Kein Wunder, dass sich viele vor dem Abbau ihrer geistigen Leistungsfähigkeit fürchten.

Doch es gibt Hoffnung! Aktuelle Erkenntnisse der Neuroforschung beweisen, dass Gehirntraining dazu beitragen kann, den Abbau der kognitiven Funktionen zumindest zu verzögern.

Ein solches Gehirntraining ist notwendig, weil mit dem Älterwerden auch die Verbindungen mit den Hirnnervenzellen an Leistungsfähigkeit verlieren. Diese Synapsen sorgen für den Informationstransport zwischen den Nervenzellen.

Je älter wir werden, desto mehr alltägliche Dinge verrichten wir ohne nachzudenken. Die Folge: Das Gehirn wird weniger gefordert. Doch je mehr Informationen im Gehirn hin und her rasen, desto leistungsfähiger bleibt das System – und dies auch im Alter. Jeder intensive Lernprozess stimuliert Nervenzellen, Blutgefäße und Synapsen. Es bilden sich neue Verbindungen, und in bestimmten Hirnbereichen kann das Volumen sogar anwachsen.

Doch nicht alle Angebote für ein „effektives Gehirnjogging“ machen Sinn. Viele der angebotenen Übungsprogramme verbessern nur spezielle Fertigkeiten, die bedingt auf andere Bereiche übertragbar sind. So rufen Kreuzworträtsel nur abgespeichertes Wissen ab. Wer jahrelang Sudokos löst, kann das auch noch im Alter. Doch hilft das nicht beim Merken von Namen, Gesichtern oder Wegen.

Zudem muss man zwischen einer kurzfristigen Verbesserung bestimmter Funktionen und dem langfristigen Erhalt der geistigen Potenz unterscheiden. Für das Lösen komplexerer Alltagsprobleme oder das simultane Abspeichern und Verarbeiten von Informationen ist das „Arbeitsgedächtnis“ verantwortlich.

Wer sein Gehirn bis ins hohe Alter leistungsfähig erhalten will, sollte laut den Erkenntnissen zweier aktueller Forschungsprojekte* Folgendes beachten:

- Unterschiedliche Herausforderungen körperlicher oder geistiger Art trainieren das Gehirn.
- Die Lernprogramme müssen Spaß machen, nur so bleibt die Motivation erhalten.
- Computer-Trainingsprogramme bieten insbesondere Menschen mit eingeschränkter Mobilität viele Möglichkeiten.
- Belebend wirkt eine aktive Alltagsgestaltung mit wechselnden Aufgaben (z. B. Hobby, Geselligkeit, ehrenamtliche Tätigkeit).

Beide Forscherteams kamen unabhängig voneinander zu einer verblüffenden Erkenntnis: Es spielt für die Erhaltung der geistigen Fitness offenbar keine Rolle, ob die Herausforderung vorwiegend intellektueller oder körperlicher Natur ist.

Bewegung ist demzufolge so wirksam wie Gehirntraining. Beim Sport wird das Gehirn durchblutet, die Aufmerksamkeit, das Denkvermögen und offenbar auch die Gedächtnisleistung gesteigert.

Wenn Sie geistig fit bleiben wollen, reicht es also nicht, bei einer Tasse Kaffee soziale Kontakte zu pflegen. Ob am Computer oder beim Sport: Nur ein aktiver und abwechslungsreicher Alltag mit immer neuen Herausforderungen hält den Geist auf Trab.

---

* a) „*Cogitostudie*“ des Berliner Max-Planck-Instituts für Bildungsforschung
b) Projekt „*Berlin bleibt fit*“, unterstützt von der Deutschen Forschungsgemeinschaft

Gedanken sind mächtig: Positives Denken führt zum Ziel

Schon Marc Aurel wusste: „Das Universum ist Veränderung. Unser Leben ist das, was unsere Gedanken daraus machen." Und auch Buddha hatte erkannt: „Alles was wir sind, entsteht aus unseren Gedanken. Mit unseren Gedanken formen wir die Welt." Doch es scheint, dass die meisten Menschen sich dieser elementaren Lebensweisheit heute nicht mehr so recht bewusst sind.

Bereits im Laufe eines einzigen Tages kann sich eine Menge Gedankenmüll anhäufen, den im Grunde keiner brauchen kann und der ganz sicher keinem gut tut, Ihnen selbst am allerwenigsten. Sie können das übrigens ganz einfach überprüfen, indem Sie sich nicht dauernd von Ihrem ungefilterten ständigen Gedankenstrom hinwegtragen lassen, sondern Ihre Gedanken einmal ganz bewusst über einen bestimmten Zeitraum kontrollieren. Vielleicht werden Sie erstaunt sein über das Ergebnis...

Wie oft denkt man Gedanken des Ärgers, der Kritik, der Unsicherheit, ja der Schuld oder Angst! Und glauben Sie bloß nicht, Gedanken kommen und gehen und damit basta. Frei nach dem Motto: Das hat ja weiter nichts zu sagen. Oh doch, das hat es, und zwar eine ganze Menge.

Gute Gedanken sind Schöpfer des Wohlbefindens

Jeder Gedanke, den Sie denken, hat ein Resonanzfeld, das elektro-magnetische Impulse nach innen und außen sendet. Gedanken sind Energieeinheiten, die sich in Ihrem Körper, Ihren Gefühlen und Ihrem Umfeld niederschlagen. Was Sie denken, geht nicht verloren, sondern beeinflusst Sie selbst ganz unmittelbar. So entfalten Gedanken ihre Wirkung auf Körpertemperatur, Blutdruck, Atmung, Herzschlag, Muskelspannung und so weiter. Und negative, von Angst geprägte Gedanken können, wenn man sie nur oft genug denkt, körperliche und seelische Krankheiten auslösen.

Jede einzelne Zelle Ihres Körpers wird von Ihren Gedanken beeinflusst. Wie unglaublich wichtig muss es also sein, so positiv wie möglich zu denken?!

„Wer positive Gedanken aussendet, setzt in seiner Welt Positives in Gang und zieht positive Ergebnisse an."

Norman Vincent Peale (1898-1993)
Begründer des „Positiven Denkens"

Dazu ist vor allem eines nötig: Ihr eigenes klares Nein zu all den alten Denkmustern, die Sie nur begrenzen und „herunterziehen". Kramen Sie nicht in Vergangenem herum, das Sie einmal sehr belastet hat. Verzeihen Sie sich und anderen! Eine alte Weisheit lautet: „Die Weigerung, einem anderen zu verzeihen, hat dieselbe Wirkung, als würde man Gift trinken und darauf warten, dass der andere krank wird." Denken Sie mit Freude an das Positive und Schöne Ihrer Vergangenheit und lassen Sie das Negative los. Sonst schaden Sie sich nur selbst. Und hören Sie damit auf, sich selbst und andere ständig zu kritisieren.

Der oder die kann mich nicht leiden. Ich bin zu dick, zu dünn, zu schwerfällig. Der oder die ist an allem schuld. Alle nörgeln an mir rum. Man nutzt mich nur aus. Ich werde alt, und das finde ich furchtbar. Ach, könnte ich bloß die Zeit um 20 Jahre zurückdrehen. Alles war früher besser. Ob Körper-, Beziehungs- und Geldprobleme, man könnte diese Liste endlos fortsetzen. Und die Frage, wie Sie sich bei solchen Gedanken fühlen, erübrigt sich wohl.

Machen Sie Ihre Gefühle zu inneren Lotsen

Emotionen sind wundervolle Assistenten. Sie geben Ihnen klare Rückmeldung, wenn Sie vom richtigen „Gedanken"-Kurs abgekommen sind. Und das ist ganz bestimmt der Fall, sobald Sie sich deprimiert und traurig fühlen. Empfinden Sie hingegen aufrichtige Freude bei einem Gedanken, dann denken sie ihn doch einfach weiter. Betrifft er Ihre Zukunft, sind Ihnen keine Grenzen gesetzt, sich diese so rosig wie möglich auszumalen. Egal, in welchem Alter Sie sind.

Entrümpeln Sie Ihre Gedankenflut und leiten Sie Ihr Denken in die richtige Richtung. Vertrauen Sie Ihren Gefühlen, sie werden Ihnen den Weg weisen.

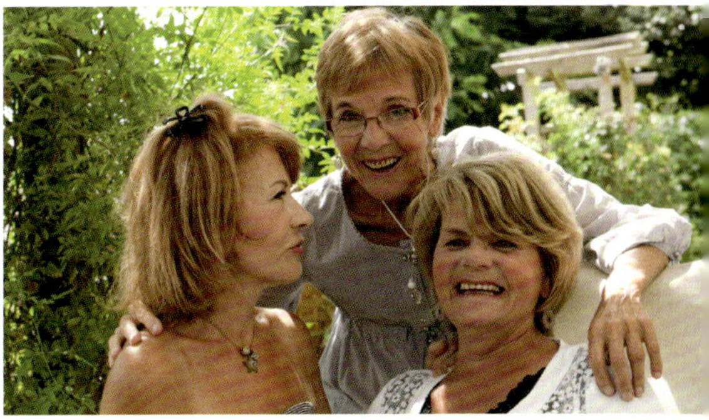

Es geht auch positiv!

So können Sie negative Gedanken ummünzen und durch positive ersetzen:

Statt *„Ich darf das nicht vergessen"* denken Sie in Zukunft doch besser: *„Ich werde daran denken."*

Statt *„Denen ist sowieso egal, ob ich komme"* denken Sie in Zukunft besser: *„Ich bin sicher, jeder freut sich, wenn ich auftauche."*

Statt *„Ich kann nicht ..."* denken Sie in Zukunft besser *„Ich fange jetzt damit an, zu ..."*

Statt *„Was soll mir das Leben noch bieten?"* denken Sie in Zukunft besser: *„Ich freue mich auf die Zukunft und auf all das Schöne, das ich erleben werde."*

TRAINER-TIPP

Martin Fletcher,
Enstpannungstherapeut

„Im Zusammenhang mit Motivation und positivem Denken fasziniert mich der Ansatz von Dr. Bruce Lipton in seiner Darstellung der Positiven Zellprogrammierung.

Der in Neuseeland lebende Zellbiologe Lipton geht davon aus, dass zu einem großen Teil nicht Zellkern oder Gene unsere Zellen steuern sondern, unsere Umwelt – und damit auch wir selbst.

Unter dem Strich heißt das, wir Menschen können unsere Zellen, also auch biologischen Vorgänge, zu einem großen Teil durch entsprechende Informationen wie ein Computerprogramm selbst steuern.

Das bedeutet: Nicht nur unsere Gedanken können wir positiv beeinflussen, unser gesamter biologischer Mechanismus ist von uns selbst – zumindest bis zu einem bestimmten Grad – POSITIV steuerbar.

Unter diesen Zeichen lade ich Sie ein zu einer Reise in Ihre eigene Zukunft. Lassen Sie uns gemeinsam den fantastischen Traum von einem agilen und gesunden Leben bis in ein ehrbares Alter von über 120 Jahren in die Wirklichkeit umsetzen.

MEHR MOTIVATION GEHT NICHT!"

EXPERTEN-INTERVIEW: GRIT MOSCHKE

WER HANDELT, NIMMT SEIN LEBEN AKTIV WAHR

Die Diplom-Sportwissenschaftlerin und -Psychologin arbeitet als Trainerin, Referentin und Autorin von Ratgebern. Sie war bereits bei zahlreichen Unternehmen als Fitness-Coach und Fitness-Referentin tätig. Seit Mai 2008 ist Grit Moschke Mitglied im Psychologenteam des Olympiastützpunkts Köln. Als Gesundheitsreferentin stellt sie in zahlreichen Vorträgen Ihre Methode zur Steigerung der seelischen und körperlichen Fitness vor.

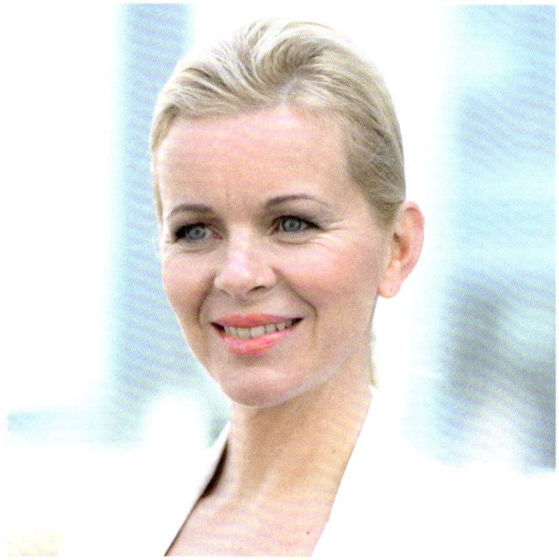

Motivation ist vor allem dann wichtig, wenn einem etwas schwer fällt oder unangenehm ist. Braucht man dazu zwingend eine zweite Person – einen Trainer, einen Coach, einen Partner? Oder schafft man das auch aus sich selbst heraus?

Es gibt Menschen, die können sich von innen heraus sehr gut selbst motivieren.
Anderen fehlt der Antrieb für eine bestimmte Sache, einen Lebensabschnitt oder zum Empfinden der schönen Dinge des Lebens.
Wichtig ist, dass man erkennt, wenn das Motivationstief nicht mehr allein überwunden werden kann. Dann ist es sinnvoll, Hilfe durch andere Menschen in Anspruch zu nehmen. Dabei muss die Chemie zum Motivationscoach stimmen. Fachkompetenz ist zweitrangig.
Doch auch das Gegenteil gilt: Eine starke Eigenmotivation kann andere mitreißen und Vorbildwirkung haben.

Können sich dennoch zwei Menschen, die dasselbe Ziel haben, gegenseitig anspornen?

Ja, auf jeden Fall. Gemeinsam an einem Strang ziehen, lautet die Devise. Wer zum Beispiel gern wandert und einen Berg in den Alpen besteigen möchte, sucht sich einen Wanderpartner. Beide können die Tour ausarbeiten und vorher ein gemeinsames Fitnesstraining durchführen. So macht es einfach mehr Spaß und lässt Motivationstiefs schnell vergessen.
Wichtig ist: Verlangen Sie nie zu viel auf einmal, zum Beispiel bei der sportlichen Vorbereitung. Steigern Sie sich schrittweise. Bei Misserfolgen gibt sonst einer der Partner auf und verliert den Spaß. Also: Leistungsdruck vermeiden und konstruktiv kommunizieren. Das steigert das Wohlbefinden und erhöht die Energie.

Wieso hat ein motivierter Mensch mehr Power? Passiert da etwas im Körper? Werden da Stoffe ausgeschüttet, die aufputschen?

Ein motivierter Mensch bringt mehr Power ein, weil er ein Motiv oder ein bestimmtes Ziel hat. Er weiß, warum er etwas tut. Das treibt ihn an. Auch die Persönlichkeit spielt eine wichtige Rolle. Denkt er positiv über die Dinge? Oder eher kritisch und mit inneren Widerständen?
Wenn ich mich selbst blockiere, blockieren auch meine Gehirnzellen und Muskeln.
Mit positiven Gedanken fängt alles an. Wenn ich eine gute Idee habe, wie ich den Tag verbringe,

fließen auch die Hormone in Balance. Serotonin und Dopamin sind wichtige Botenstoffe, die für ein angenehmes Lebensgefühl sorgen. Wer sich mit einer Sache intensiv und gerne beschäftigt, setzt seine Potentiale um und erfährt auch Glücksgefühl. Das kann aufputschen und nach mehr verlangen.

Das Hochschalten aus dem Leerlauf auf Vollgas ist ja ein Prozess. Gibt es da bestimmte Schritte, die man kennen sollte?

Nehmen wir das Beispiel mit dem Motorrad. Zunächst müssen Sie Ihr Motorrad gut kennen, sonst verlieren Sie die Kontrolle über Ihr Fahrzeug. Sie sollten sich aber gut kennen und wissen, wieviel Energie Sie für den Streckenabschnitt benötigen.
Unsere Seele braucht bei größeren Einschnitten oder Entscheidungen etwas Zeit, um mitzukommen. Gefühle oder Gedanken vertragen meist keine hohen Geschwindigkeiten. Ein Prozess bedeutet immer, dass es verschiedene Phasen oder Abschnitte gibt.
Man sollte also die individuelle Geschwindigkeit beibehalten und sich Zeit beim Umschalten lassen. Laut Statistik erreichen mehr über 60Jährige den Gipfel des Kilimandscharo als Jüngere. Kräfte werden besser eingeteilt und die Schrittgeschwindigkeit ist langsamer. Das wirkt sich sehr positiv auf die Verarbeitung des verringerten Sauerstoffbedarfes mit steigender Höhe aus. Junge Menschen wollen meist schnell das Ziel erreichen und vergessen äußere und innere Umstände.

DAS BEISPIEL DER FRAU B.

Frau B. (65) kontaktierte mich, weil sie ein paar Pfunde loswerden wollte. Sie lebt allein in einer liebevoll eingerichteten Wohnung, spielt erfolgreich in einem Schachclub und organisiert regelmäßig Ausflüge für Clubmitglieder. Seit wir gemeinsam trainieren, hat sie schwimmen gelernt und ist beweglicher, aktiver und attraktiver geworden. Im nächsten Jahr wünscht sie sich eine Fahrradtour durch Südengland. Es liegen schon erste Streckenpläne vor. Frau B. setzt entschlossen ihre Wünsche um. Sie plant, handelt und freut sich daran.

DAS BEISPIEL VON FRAU R.

Frau R. (61) ist studierte Psychologin. Sie hat seit längerer Zeit mit Übergewicht und Arthrose zu kämpfen. Nach vielen Trainingsstunden im Sportstudio hat sie 30 kg reduziert und fühlt sich wie neugeboren.
Sie arbeitet ehrenamtlich in einer Bibliothek, richtet ihre Wohnung neu ein. Sie hilft Studenten im Studium und plant in den nächsten Jahren ihre Doktorarbeit in Psychologie zu beenden. Ist das nicht toll?

Gibt es nach Ihrer Erfahrung bestimmte Aspekte im Leben eines Menschen, die Einfluss darauf haben, wie begeisterungsfähig jemand ist?

Ja, es gibt jede Menge Aspekte, um Begeisterung zu erklären, zum Beispiel Erziehung, Persönlichkeitsstruktur, das soziale Umfeld, persönliche Werte und Motive. Besonders innere Bilder und Vorstellungen können enorme Kräfte freisetzen.

Sie kommen als Personal Trainerin mit sehr unterschiedlichen Menschen zusammen. Hat die persönliche Motivationsfähigkeit etwas mit dem Alter zu tun? Fällt es Menschen in der zweiten Lebenshälfte schwerer, entschlossen ein Ziel anzugehen?

Meine Erfahrungen sind, dass nicht das Alter entscheidend ist, sondern welches Konzept man über das Altern entwickelt und lebt. Vielen Menschen fehlen alternative Denkwege. Was kann ich tun, wenn ich nicht mehr so viel Sport treiben kann? Was kann ich tun, wenn ich nur noch allein im Haushalt bin? Gibt es dann noch einen Plan B oder C?
Es gibt 60jährige Menschen, die ganz präzise Ziele formulieren, was sie in den nächsten 30 Jahren noch alles unternehmen möchten. Sie sind dabei sehr enthusiastisch. Oft gehen sie zu Yogakursen, sind auf Reisen oder studieren mit Abschluss an der Uni oder lernen in meinem Training eine neue Schwimmtechnik.

Andere suchen mich als Trainerin auf, weil sie sich träge und müde fühlen und auch keine Ziele mehr im Leben sehen. Ihr Konzept vom Altern wird oft durchkreuzt von nicht erfüllten Erwartungen, negativen Lebenskonzepten, Resignation oder Krankheiten.
Die Entschlossenheit ist vom Persönlichkeitstyp, den Erfahrungen und der jeweiligen Lebenssituation abhängig. Im Allgemeinen überdenken ältere Menschen die Dinge bewusster oder länger, bevor sie Entschlossenheit zeigen. Das ist auch sinnvoll, um die Kräfte balanciert einzusetzen.

Sie sind Autorin eines Ratgebers, der sich an Menschen mit Stimmungsschwankungen und depressiven Tendenzen richtet und ihnen hilft, aus ihrem Schneckenhaus herauszukommen. Gibt es Ihrer Erfahrung nach viele Menschen, die unmotiviert oder sogar mental gelähmt sind und sich einfach treiben lassen?

Ja, die gibt es. Manchmal ist es auch durchaus sinnvoll, sich für eine Weile treiben zu lassen. Viele Menschen haben in Ihrem Berufsalltag nur funktioniert und benötigen erst einmal viel Raum, um wieder Ruhe und Entspannung zu erlangen. Innerhalb dieser Zeit kommen dann neue Ideen – oder auch nicht. Wer in ein Loch fällt, sollte nicht zu lange warten, um herauszukommen. Altersdepression kann die Folge sein. Das selbst gewählte Konzept ist Basis dafür, wie es weitergeht. Will ich mein Leben genießen oder warten, bis ich sterbe?

In dem erwähnten Buch propagieren Sie Bewegung als erfolgversprechenden Weg aus dem Stimmungstief, weil Bewegung viele positive Effekte auf den Körper hat. Kann man diese Erkenntnis zur allgemeinen Motivation nutzen? Sollte also jemand, der etwas für seine Motivation tun will, mit Bewegung beginnen?

Sich in Bewegung setzen, bedeutet auch immer zu handeln. Wer handelt, nimmt sein Leben aktiv wahr. Die körperlichen Funktionen werden nur solange funktionieren, wie sie dazu angeregt werden. Ältere Menschen sitzen oft zu lange und werden bequem. Wer als Ü60er Sport treibt, ist meist ausgeglichener, glücklicher und gesünder. Es lohnt sich immer, den Körper zu fordern. Er ist darauf ausgerichtet, benutzt zu werden. Was nicht benutzt wird, wird runtergefahren oder abgebaut, oder es lagert sich immer mehr Fett ab.
Den Motivationsaufbau über Bewegung anzugehen, ist absolut sinnvoll. Der Körper bekommt dadurch mehr Energie, die Gehirnzellen erhalten mehr Sauerstoff. Bewegung und Sport zusammen mit anderen – etwa in einer Walkinggruppe – kann neue Freundschaften herbeiführen. Außerdem setzt bereits ein kleiner Waldspaziergang Kreativität frei, die neue Entscheidungen und Entschlossenheit hervorrufen.

Kann man daraus ableiten, dass Menschen, die sich regelmäßig bewegen und über körperliche Leistung kleine Erfolgserlebnisse erzielen, auch in anderen Bereichen motivierter sind?

Ja, das stimmt. Ein trainierter Mensch ist stets leistungsfähiger. Ob jung oder alt.
Ich bin immer wieder erstaunt, welche Flexibilitätskünste über 60jährige zeigen, wenn ich sie beim Stretching oder Yoga beobachte. Mancher Schreibtischtäter im mittleren Alter bekommt dann große Augen, wenn er diese Grazien sieht und selber die Beinrückseite nur unter Schmerzen und Stöhnen gerade strecken kann. ■

DAS BEISPIEL VON HERRN L.

Herr L. (69) liest jeden Tag intensiv Zeitung und geht gern auf Reisen. Er hat eine große Familie, die gern seine Hilfe in Anspruch nimmt. Die Zeit mit seinen Enkeln genießt er in vollen Zügen. Zweimal die Woche wiederholt er Schwedisch an der Volkshochschule, da er früher 12 Jahre in Schweden gearbeitet und gelebt hat.
Früher war er im Diskuswurf sportlich erfolgreich. Mit meiner Hilfe trainiert er seit 6 Jahren drei- bis viermal wöchentlich Rumpf-, Arm- und Beinmuskeln. Das Herz-Kreislaufsystem wird mit einer Stunde pro Woche durch Nordic Walking im Wald in Schwung gehalten. Beim Training lassen wir aktuelle Hits laufen und singen dazu.

Das Glas ist noch halb voll!

Ü60er haben schöne Aussichten: Prof. Dr. James W. Vaupel, Direktor des Max-Planck-Instituts für demographische Forschung in Rostock, ist der Überzeugung, dass die Menschen in Zukunft viele Jahre länger leben werden.

„Momentan ist kein Ende in Sicht. Die durchschnittliche Lebenserwartung in Deutschland liegt bei 80 Jahren. Wenn wir davon ausgehen, dass die Lebenserwartung wie in den letzten 160 Jahren pro Dekade um 2,5 Jahre steigt – im Jahre 1840 lag sie in Schweden bei 45 Jahren, heute liegt sie in einigen Nationen bereits bei 85 Jahren – würden wir erwarten, dass die Lebenserwartung in 80 Jahren auf 100 und in 160 Jahren auf 120 Jahre steigt. Bisher ist kein Ende abzusehen, die Steigung der Lebenserwartung verläuft genau linear."

„Die Lebenserwartung kann auf 120 Jahre steigen."

Haben Sie vielleicht ein einjähriges Enkelkind? Dann hat es eine Lebenserwartung von 100 Jahren! Und man darf zuversichtlich sein, dass die Wissenschaft spätestens bis dahin in der Lage sein dürfte, Altersdemenz und andere altersbedingte Einschränkungen wirkungsvoller zu therapieren.

Vaupel unterstreicht in diesem Zusammenhang, wie wichtig es ist, dass ältere Menschen von der Gesellschaft akzeptiert werden. So gilt es Strategien zu entwickeln, die ihnen ermöglichen, länger zu arbeiten und in ihrem gewohnten Umfeld verbleiben zu können.

Aubrey de Grey, Biogerontologe und Bioinformatiker, hat Theorien über das menschliche Altern entwickelt, das er auf ungünstig ablaufende biochemische Prozesse im Körper zurückführt. Und diese im Laufe des Lebens auftretenden negativen Veränderungen betrachtet er als nichts anderes als Krankheit, die man aufgrund intensiv zu betreibender Forschung in absehbarer Zeit behandeln könnte. Nicht um einen siechen, senilen Zustand künstlich zu verlängern, sondern um den Menschen ein langes Leben in körperlichem, seelischem und mentalem Wohlbefinden zu ermöglichen. Dafür hält er es übrigens für unverzichtbar, sich von althergebrachten einschränkenden Sichtweisen wie „Im Alter ist es halt so" zu verabschieden und diese durch erwartungsfrohe, zuversichtliche Einstellungen zu ersetzen.

Und es ist immer sinnvoll, ein paar Vorkehrungen zu treffen ...

Auf die Frage, wie er sich auf die Zukunft vorbereite, antwortete Prof. Vaupel in einem Interview: „Ich versuche mit Bewegung und gesundem Essen gesund zu bleiben, Spaß zu haben und trinke ein wenig Wein, aber nicht zu viel. Ich genieße es sehr, ein Forscher zu sein. Am liebsten möchte ich arbeiten, bis ich 80 bin. Das gibt mir eine Perspektive für die Zukunft und macht sie interessanter und spannender. Das Alter birgt auch Vorteile. Man ist erfahrener, hat ein besseres Urteilsvermögen. Ich denke, dass meine Fähigkeit, etwas zur Forschung beizutragen, genauso gut ist wie vor 20 Jahren. Somit hoffe ich, dass ich eine gesunde und produktive Zukunft genießen werde."

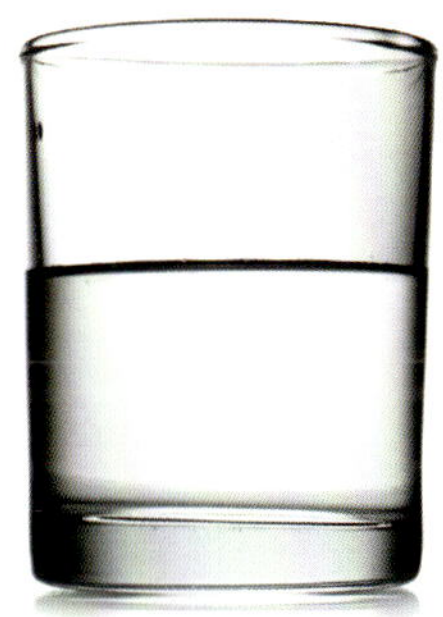

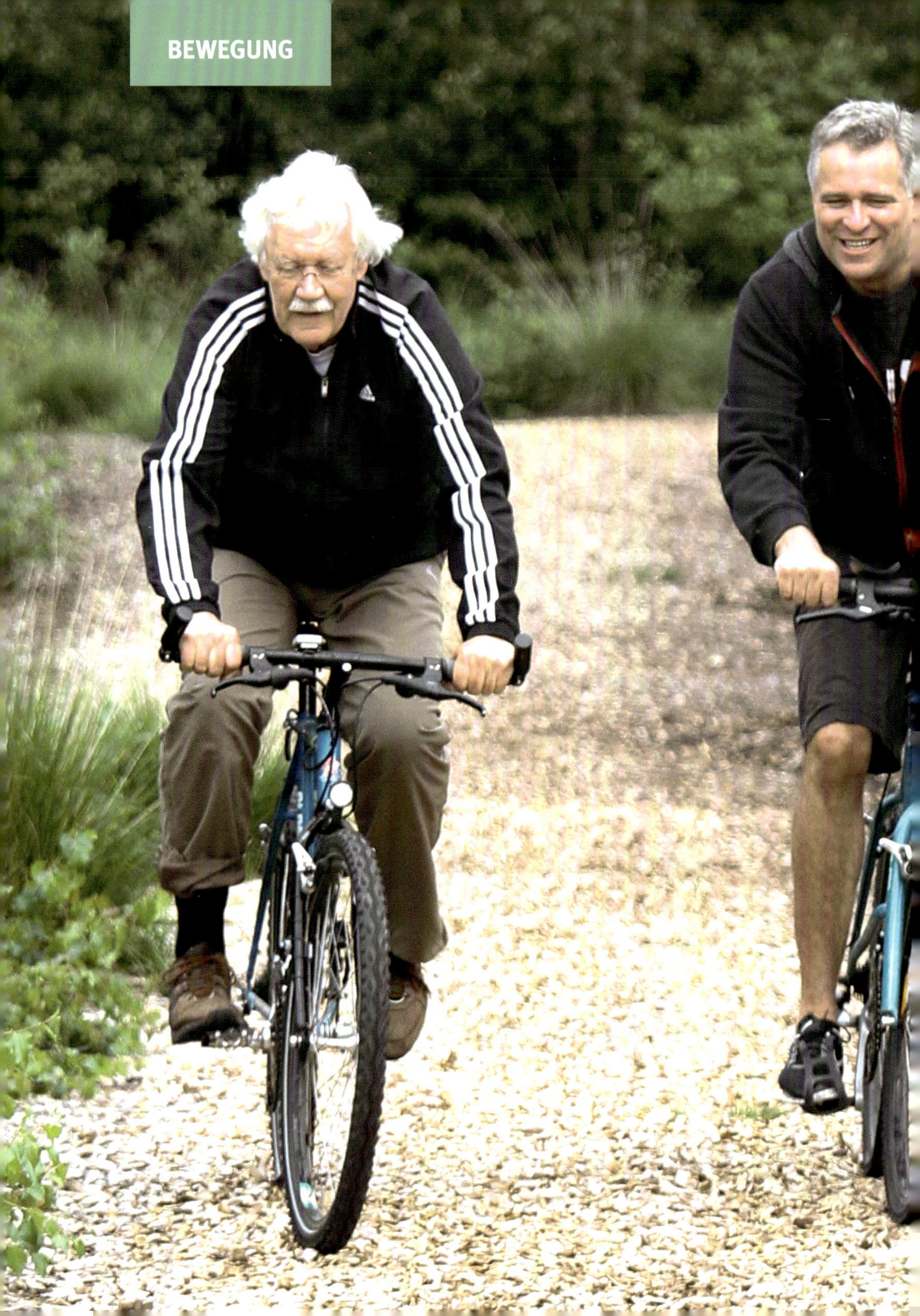

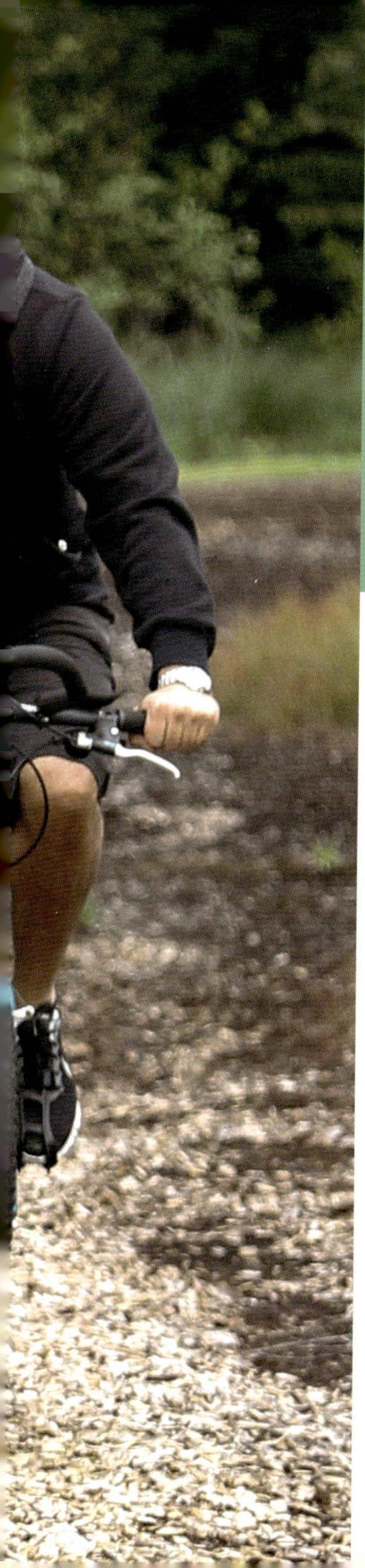

2 Bleib beweglich!

„Als Moderator hast du überwiegend eine sitzende oder stehende Tätigkeit. Irgendwie statisch. Lange bevor ich mir jemals Gedanken über meine Lebensführung gemacht habe, wollte ich dieses Bewegungsdefizit ausgleichen. Ich bin auf dem Land aufgewachsen, auf einem Gutshof in Schleswig-Holstein. Als Kinder waren wir ständig draußen. Diese Jugenderinnerungen sind mit ein Grund dafür, dass ich später wieder in einen ländlichen Außenbezirk Hamburgs gezogen bin. Da haben wir das Naherholungsgebiet „Himmelmoor" direkt vor der Nase. So oft es sich einrichten lässt, ziehe ich hier in aller Herrgottsfrühe meine Runden. Wenn ich dann völlig durchgeschwitzt geduscht habe, logischerweise kalt, darf der Tag kommen.

Ich weiß aus eigener Erfahrung, wie gut mir regelmäßige Bewegung tut. In den letzten Jahren habe ich das dann weiter ausgebaut, mein Trainer Tim Tuchel hat mir dabei geholfen. Heute lege ich auf meiner Runde zwischendurch kurze Sprints ein und mache ein paar Liegestütze. Plus etwas Hanteltraining. So viel Zeit muss sein."

„Zu unserer Natur gehört die Bewegung“

Da hat er Recht, der französische Philosoph und Naturwissenschaftler Blaise Pascal (1623-1662). Wir sind keine „Sitztiere“. Unser Körper ist darauf ausgerichtet, sich zu bewegen. Dabei werden nicht nur viele Muskeln, Bänder und Gelenke aktiviert, sondern auch das Herz-Kreislauf-System und der Stoffwechsel.

Früher haben sich die meisten Menschen ständig bewegen müssen. Wer nicht das Privileg hatte, über ein Reittier zu verfügen, legte Entfernungen per pedes zurück. Nahezu alle Arbeiten – ob daheim oder im Gewerbe – wurden mit schierer Muskelkraft bewältigt.

Wir modernen Menschen können uns das kaum noch vorstellen, obwohl es noch gar nicht so lange her ist: Der Bauer mähte sein Getreide mit der Sense oder der Sichel, gedroschen wurde per Hand. Die Waldarbeiter fällten die Bäume mit der Handsäge. Auf der

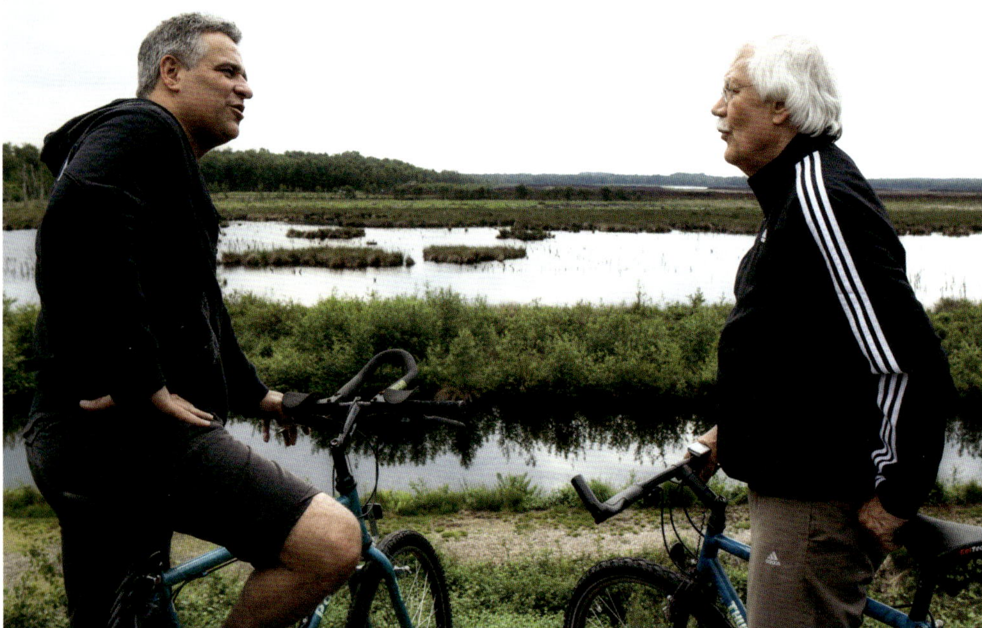

Baustelle wurde das Material dorthin geschleppt, wo es gebraucht wurde. Kein Kran, keine Kreissäge, keine Schleifmaschine, kein Elektrobohrer. Im Haushalt war es ähnlich. Manche Leser werden in ihrer Kindheit noch erlebt haben, was die Frauen an den Waschtagen für Schwerarbeit leisten mussten. Nach wenigen Lebensjahrzehnten waren die Menschen oft abgearbeitet. Ü60iger galten damals als Greise.

Heute nehmen uns Maschinen fast alle schweren Arbeiten ab, und von A nach B fahren wir per Auto, Bus oder Bahn. Mit der Folge, dass wir unseren Körper zwar schonen, uns aber inzwischen Gedanken darüber machen müssen, wie man sich wieder mehr bewegen könnte. Weil nämlich Unterforderung dem Körper genauso schadet wie Überforderung. Sie wissen ja: Wer rastet, der rostet.

Was man nicht gebraucht, das verkümmert

Bewegung hält Muskeln, Sehnen und Bänder elastisch, beugt Verspannungen vor und kann Osteoporose (Knochenbrüchigkeit) aufhalten. Dank der verstärkten Ausschüttung von Hormonen und einer allgemeinen Kräftigung des Körpers kann regelmäßige Bewegung vorhandene Beschwerden (z. B. Rückenschmerzen) spürbar lindern.

Kurzum: Es gibt viele gute Gründe für regelmäßige Bewegung und keinen einzigen dagegen.

Das Tempo bestimmen Sie selbst

Wie intensiv Sie sich bewegen, liegt ganz an Ihnen selbst. Das Spektrum der Möglichkeiten reicht von der zwanglos in den Alltag integrierten körperlichen Betätigung bis zum gezielten moderaten Training. Dreierlei ist dabei wichtig: Ihr Bewegungsprogramm bringt am meisten, wenn Sie es konsequent und möglichst regelmäßig umsetzen. Es darf Sie ruhig hin und wieder mal zum Schwitzen bringen, aber niemals überanstrengen. Und es sollte Spaß machen.

TRAINER-TIPP

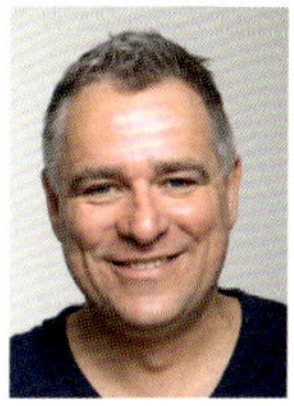

Tim Tuchel, Sportphysiotherapeut und Personal Trainer

Der Übergang in ein mobileres Leben ist ganz einfach, wenn Sie ihn in Schritten vollziehen.

- Bauen Sie zusätzliche Bewegung in Ihren Alltag ein. Wir nennen Beispiele.
- Gehen Sie verstärkt an die frische Luft. Wir empfehlen bewährte Ausdauersportarten.
- Machen Sie regelmäßig gezielte gymnastische Übungen. Wir zeigen Ihnen, welche.
- Starten Sie ein moderates Ausdauertraining. Wir haben einen Mustertrainingsplan für Sie.

LEBEN SIE BEWEGT

Versuchen Sie noch mehr Bewegung in Ihren Alltag zu bringen und verzichten Sie dafür hin und wieder auch auf Bequemlichkeiten. Ihr Körper wird es Ihnen danken.

- Lassen Sie bei Besorgungen im Nahbereich das Auto stehen. Laufen Sie zum Bäcker oder Briefkasten und fahren Sie mit dem Fahrrad zur Massage.
- Meiden Sie in mehrstöckigen Gebäuden den Fahrstuhl oder die Rolltreppe und wählen Sie die Treppe. Sie können sich ja Zeit lassen.
- Fegen Sie die Blätter im Hof mit dem Besen, statt mit dem lautstarken Blasgerät.
- Spielen Sie mit Ihren Freunden, Kindern oder Enkeln Federball, Fußball oder ein anderes Bewegungsspiel. Das macht Spaß und tut Ihnen gut.
- Wenn Sie viel sitzen, stehen Sie zwischendurch einmal auf und gehen Sie ein paar Schritte. Insofern ist es gut, wenn sich nicht alles Wichtige in Griffweite befindet.
- Stellen Sie ein Trimmrad ins Fernsehzimmer und radeln Sie gemütlich, während Sie fernsehen.

Sie haben freie Wahl

Jede Form von Bewegung – am besten an der frischen Luft – ist besser als Stubenhocken. Die Kombination aus Bewegung, Sauerstoff und Licht unterstützt Ihr Immunsystem. Das stärkt den Körper im Kampf gegen Viren und Bakterien. Der Körper wird besser durchblutet, die lichtabhängige Produktion des wichtigen Vitamins D angekurbelt. Frisches Grün, ein schönes Panorama, der Gesang der Vögel, der Duft von Blumen oder frisch gemähtem Heu, all das bringt kleine, aber feine Sinnesimpulse, die Sie auf dem Heimtrainer im Keller nicht haben.

Nachfolgend haben wir einmal einige typische Bewegungsarten kurz unter die Lupe genommen.

Spazierengehen

Die einfachste Art der Bewegung an der frischen Luft – das Vorspiel zum Ausdauersport – ist der Spaziergang. Wenn Sie sich ansonsten nicht sportlich oder gymnastisch betätigen, aber regelmäßig eine Runde spazieren gehen, haben Sie wenigstens schon etwas körperlich geleistet. Wählen Sie die Tageszeit aus, die Sie besonders mögen. Frühaufsteher lieben Morgenspaziergänge, wenn die Natur erwacht und die Stadt noch schläft. Andere drehen gern vor dem Schlafengehen noch eine Runde.

Gemeinsam mit der Partnerin oder dem Partner ist ein Spaziergang dann auch noch ein kleines gemeinsames Erlebnis, bei dem man sich in Ruhe unterhalten kann. Und wenn Sie merken, wie gut es Ihnen tut, dann dehnen Sie Ihre Spaziergänge nach und nach aus.

Tipp: Wenn Sie ein eher träger Typ sind, der sich nicht so leicht aufraffen kann, schaffen Sie sich einen Hund an. Dann werden Sie täglich zu mindestens zwei Gassi-Gängen gezwungen. Viele Hundehalter, die sich sonst nur schwer hinter dem Ofen hervorlocken lassen, sind ihrem „Bello" für die täglichen Lauf-Impulse dankbar.

Walking

Nachdem sich das Jogging etabliert hatte, kam als weniger anstrengende Variante das Walking auf. Die treffendste Übersetzung ist „Schnelles Gehen". Der Walker geht nicht spazieren, sondern bewegt sich dynamisch. Charakteristisch ist der offensive Einsatz der leicht angewinkelten Arme. Dabei sind die Hände locker zu Fäusten geschlossen. Beim Gehen schwingen die Arme rhythmisch dicht am Körper mit – gegenläufig zu den Beinen, ähnlich wie beim Nordic Walking.

Wichtig ist die Fußarbeit: Bei jedem Schritt setzen Sie den Fuß zunächst mit der Ferse auf und rollen ihn dann über die gesamte Sohle bis zu den Zehen auf.

Ausdauersport-Einsteiger, Menschen mit (etwas) Übergewicht und jene, die nicht mit Stöcken laufen mögen, fühlen sich beim Walken wohl. Im Vergleich zum Rennen ist bei diesem Laufsport im Schongang die Belastung der Gelenke reduziert.

Achtung: Übertreiben Sie es nicht mit Armen und Fäusten! Wenn man über längere Zeit die

TRAINER-TIPP

Tim Tuchel, Sportphysiotherapeut und Personal Trainer

„Lösen Sie sich hin und wieder von den ausgetretenen Pfaden. Konkret: Wählen Sie öfter mal einen anderen Weg, oder gehen Sie ihn einfach anders herum. Plötzlich sieht alles etwas anders aus. In einem durchaus übertragenen Sinne kann man sagen: Neue Wege verhelfen zu neuen Sichtweisen."

Arme allzu verkrampft anwinkelt, kann es zu Verspannungen des Schulter-Nackenbereichs kommen.

Vermissen Sie an dieser Stelle das Stichwort **Jogging**? Wenn Sie schon seit längerem joggen und es Ihnen gut tut, machen Sie ruhig weiter. Für Bewegungseinsteiger in der Altersgruppe Ü60 halten wir Jogging aber für weniger geeignet. Die einen bekommen Probleme mit den Gelenken, die ja schon ein paar Jahrzehnte auf dem Tacho haben. Die anderen kommen schnell außer Atem und meinen dann, Bewegung sei nichts für sie. Das wäre natürlich ein gravierender Fehlschluss. Mit den hier skizzierten Ausdauersportarten sind Sie jedenfalls auf der sicheren Seite.

Wandern

Das gute alte Wandern ist populärer denn je, interessanterweise auch bei jüngeren Menschen. Es gibt keine bessere Form, Naturlandschaften zu erkunden und gleichzeitig etwas für die Kondition und das Gemüt zu tun. Überall in Deutschland – längst nicht mehr nur in traditionellen Urlaubsregionen – gibt es ausgewiesene Wanderwege.

Eine Studie belegt, wie gesund das ist: Im Auftrag des Deutschen Wanderverbands (DWV) führte Prof. Kuno Hottenrott von der Universität Halle-Wittenberg eine interessante Versuchsreihe durch. Sieben Wochen lang trafen sich 18 Berufstätige zweimal wöchentlich zum Wandern, jeweils gerade einmal vier bis sechs Kilometer. Regelmäßig wurden körperliche Daten erfasst, aus Vergleichszwecken auch von einer Kontrollgruppe, die nicht wanderte. Das Ergebnis war verblüffend: Im Mittel verloren die Teilnehmer 1,3 kg Gewicht. Mehr noch: Ihr Blutdruck sank deutlich. „Der systolische Wert fiel durchschnittlich von 151 auf 142, der diastolische Wert von 92 auf 84", berichtet Prof. Hottenrott. „Diese Veränderung hat positive Wirkungen auf die Gesundheit."

Zählt man noch die Verbesserung der Kondition, die entspannende Wirkung und den Erlebniswert hinzu, so ist Wandern eine in jeder Hinsicht empfehlenswerte Bewegungsform, und das völlig unabhängig vom Alter. Wenn Sie kein bekennender „Solist" sind, sondern mit einem Partner oder in der Gruppe losziehen, kommt auch noch der soziale Aspekt der Beziehungspflege hinzu.

DEUTSCHE LANDSCHAFTEN ERWANDERN

Entdecken Sie die deutschen Fernwanderwege durch reizvolle Landschaften. Einige dürfen die Bezeichung „Premiumwanderweg" führen. Das steht für besondere Qualität hinsichtlich der Streckenführung und Beschaffenheit der Wege. Der weitaus größte Teil der Premium-Strecken verläuft auf gewachsenem Boden, befestigte Wege sind Ausnahmen. Der Vorteil solcher mit viel Aufwand angelegten Fernwanderwege besteht auch darin, dass es in der Regel spezielle Broschüren dafür gibt. Sie beschreiben nicht nur den Streckenverlauf, sondern benennen auch Gasthöfe und Unterkünfte auf der Strecke. In einigen Fällen (z. B. beim Saar-Hunsrück-Steig) kann man alle Übernachtungen vorbuchen. Und zu einigen Fernwanderwegen (z. B. dem Hochrhöner) nennen die Broschüren eine Reihe mehrstündiger Rundwege, so dass man nicht zwingend die ganze Strecke laufen muss, den jeweiligen Fernwanderweg aber sehr wohl berührt.

Beliebte Fernwanderwege sind:

- Der Hochröhner Premiumwanderweg (~180 km)
- Der Saar-Hunsrück-Steig Premiumwanderweg (~180 km)
- Der Eifelsteig (~313 km)
- Der Rheinsteig (~320 km)
- Der Rennsteig (~180 km)

Mehr Infos in Netz:

www.premium-wandern.de

www.fernwege.de

www.rhoen.de

www.saar-hunsrueck-steig.de

www.rennsteig.de

www.rheinsteig.de

www.eifelsteig.de

Nordic Walking

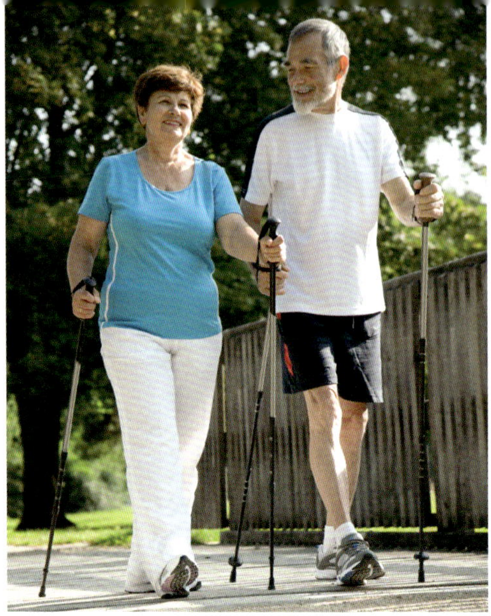

Als in Deutschland zu Beginn des neuen Jahrtausends die ersten Läufer mit Stöcken zu sehen waren, wurden sie noch belächelt. „Ihr habt wohl die Skier vergessen." Das ist lange her. 2003/2004 entwickelte sich Nordic Walking hierzulande zum Trendsport und verzeichnete enorme Zuwachsraten. Inzwischen wächst die Zahl zwar nicht mehr in demselben Tempo, doch der einstige Trendsport hat sich (neben Joggen, Wandern und Radfahren) als Volkssport fest etabliert. Rund zwei Millionen Deutsche greifen mehr oder weniger regelmäßig zu den Stöcken.

Heute hat nahezu jeder Urlaubsort Nordic Walking im Programm und oft eigene Parcours ausgewiesen. Bei vielen Volksläufen sind Starter mit Stöcken dabei. Als gelenkschonendes Ganzkörper-Training hat sich Nordic Walking in der Reha bewährt, Krankenkassen und Physiotherapeuten veranstalten landauf, landab Kurse. Als Ausdauer-Komponente hat Nordic Walking in den Trainingsplänen vieler Spitzensportler einen festen Platz.

TRAINER-TIPP

Tim Tuchel, Sportphysiotherapeut und Personal Trainer

Die Technik muss stimmern

„Sehr viele Menschen, die in Deutschland mit Stöcken unterwegs sind, machen kein Nordic Walking, sondern führen nur ihre Stecken aus. Von Lauftechnik keine Spur. Schade! Nordic Walking ist wirklich gut für den Körper – aber nur, wenn man es richtig macht. Wenn Sie kein geübter Nordic Walker sind, dann gönnen Sie sich unbedingt einen Einsteiger-Kurs. Spätestens nach vier, fünf Terminen sind Sie mit der Technik vertraut. Danach haben Sie nicht nur mehr Spaß an diesem Ausdauersport, sondern er bringt Ihnen auch etwas. Die Krankenkassen wissen das und betrachten Nordic Walking als wirkungsvolle Prophylaxe. Deshalb übernehmen viele Kassen für Ihre Versicherten die Kursgebühren. Erkundigen Sie sich."

Dieser Erfolg hat gute Gründe: Die Einstiegshürde ist so niedrig, dass auch und gerade Menschen den Mut dazu finden, die vorher kaum Sport getrieben haben. Kein Sportmuffel hat aus dem Stand heraus genug Power, um eine Runde zu joggen, aber mit Stöcken bekommt man es hin, ohne sich lächerlich zu machen.

So setzte Nordic Walking Hunderttausende in Bewegung, die tatsächlich dringend der Bewegung bedurften. Das freut nicht zuletzt die Krankenkassen, die diesen Sport von Anfang an unterstützten: als hervorragende Prophylaxe gegen Volkskrankheiten wie Diabetes, Fettleibigkeit, Bluthochdruck und Rückenschmerzen.

Medizinisch sehr empfehlenswert

Die Gewichtsverlagerung auf die Stöcke (Vierfüßlergang) schont die Gelenke. Bei richtiger Technik kommen mehr Muskeln zum Zuge als bei nahezu jeder anderen Sportart. Das ist gerade für Menschen von Wert, die einer sitzenden Tätigkeit nachgehen. Nordic Walker tun viel für Schultern, Rücken und Nacken.

Weitere Vorteile sind die gesundheitsfördernde Beanspruchung des Herz-Kreislauf-Systems, und wer diesen Sport oft genug betreibt, kann damit (kombiniert mit bewuster Ernährung) sogar abnehmen.

Der ideale Ganzjahressport

Entscheidend ist, dass man zum Nordic Walking bevorzugt ins Gelände geht. Man läuft durch Wald und Flur, atmet dabei bildlich gesprochen tief durch und kann die Seele baumeln lassen. Das ist Entspannung pur und gleichzeitig ein gutes Training – ganzjährig. Denn Nordic Walking ist ein Allwetter-Sport, bei dem man allenfalls durch hohen Schnee ausgebremst wird.

Laufen mit den Armen

Der entscheidende Unterschied zwischen Nordic Walking und anderen Laufsportarten ist der gezielte Einsatz der Stöcke. Sofern Sie den Stöcken eine echte Aufgabe übertragen und sie nicht nur am Handgelenk baumeln lassen. Die Stöcke sind dazu da, sich kraftvoll abzustoßen. Sie verleihen Schwung, tragen einen Teil Ihres Gewichts und entlasten damit die Gelenke.

Mehr noch: Die aktive Armarbeit bringt Muskeln in Bewegung, die beim Laufen, Wandern, Walken und Joggen kaum benötigt werden. Entscheidend ist dabei der **Muskel-Pump-Effekt**. Dank der speziellen Schlaufen können Sie Ihre Hand öffnen, ohne die Stöcke zu verlieren. Genau das ist das Geheimnis dieser Lauftechnik: Sie stoßen sich mit geschlossener Hand ab und öffnen sie bei der Vorwärtsbewegung wieder. Dieses Auf und Zu gibt Impulse, die den Muskeln im Bereich Schulter, Nacken und Rücken so gut tun. Aber genau dieses ständige Öffnen und Schließen muss man erst einüben.

Eine zweite Grundvoraussetzung für richtiges Nordic Walken ist die Gegenläufigkeit der Bewegung (**Diagonaltechnik**): Rechter Arm und linkes Bein, linker Arm und rechtes Bein. Da kam anfänglich schon mancher aus dem Takt. Doch keine Angst, es geht Ihnen schnell in Fleisch und Blut über.

Der Rest kann nach und nach dazukommen: das Abrollen der Füße, das Einstechen der Stöcke dicht am Körper und nicht irgendwo seitlich, die leicht nach vorn gebeugte Haltung. In einem Kurs wird man Ihnen das vermitteln – oder Sie kaufen sich einen guten Ratgeber.

WORAUF SIE ACHTEN SOLLTEN

- Kaufen Sie sich gute Stöcke in einem Stück. Die sind leichter und stabiler als zusammenschiebbare Teleskopstöcke.
- Achten Sie auf die richtige Stocklänge. Der Fachhändler berät. Faustregel: Körpergröße × 0,7
- Trainieren Sie als erstes die Diagonaltechnik.
- Wenn Sie den Rhythmus gefunden haben, konzentrieren Sie sich auf den Stockeinsatz.
- Ihr Tempo bestimmen Sie selbst. Gern können Sie auch einen Turbogang einlegen, Hauptsache die Lauftechnik stimmt. Im Normalfall gilt: Solange Sie auf der Strecke noch genug Atem haben, um sich unterhalten zu können, stimmt das Tempo.
- Wählen Sie abwechslungsreiches Gelände, wo es mal bergauf und mal bergab geht. Bei längeren Passagen bergab können Sie die Stöcke dazu nutzen, sich nach vorn abzustützen. Das entlastet kolossal die Kniegelenke.
- Nehmen Sie immer etwas zu trinken mit: Denn Sie werden feststellen, dass Sie als Vierfüßler auch längere Strecken problemlos bewältigen. Die Stöcke machen es einfacher.
- Sobald Sie ein geübter Nordic Walker sind, gibt es noch technische Steigerungsmöglichkeiten, z. B. Sprünge (s. Literaturtipp).
- Nicht zuletzt eignen sich die Stöcke auch für gymnastische Übungen zum Dehnen und Kräftigen (Warm-up, Cool-down).

Alles in allem ist der aus Skandinavien zu uns gekommene Sport im Ausdauerbereich eine echte Bereicherung und für alle Altersgruppen nahezu uneingeschränkt zu empfehlen.

Literatur-Tipp:

Kompakt und anschaulich fasst das Buch „Nordic Walking“ aus der Reihe „Feel Good!“ des Verlags Gräfe und Unzer (München) Wissenswertes zusammen. Der 50-seitige Ratgeber wurde in viele Sprachen übersetzt und ist das meistverkaufte Nordic-Walking-Buch der Welt.

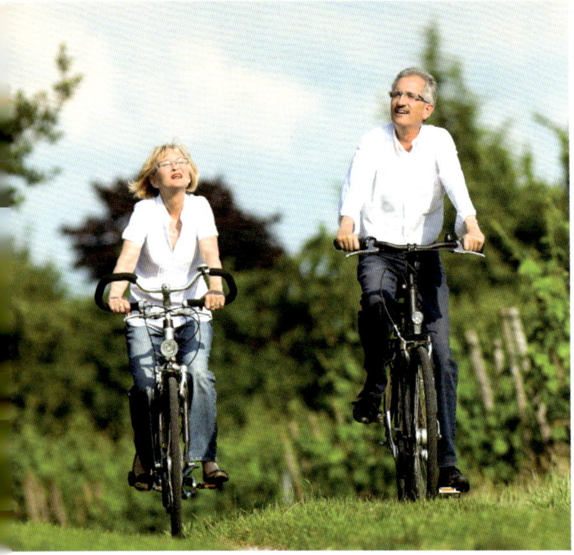

Radfahren

Rad fahren ist eine immer beliebterer Freizeitsportart. Sie trainiert Beinkraft und Ausdauer. Dabei werden die Gelenke weitaus weniger belastet als beim Laufen. Hinzu kommt, dass die meisten Menschen bereits Rad fahren können und deshalb nach dem Einstieg in ein regelmäßiges Training rasch Leitungsfortschritte erzielen. Insofern gibt es für den Radsport keine sportliche Einstiegshürde – allenfalls eine logistische. Denn Rad fahren in der Stadt ist nicht ideal. Am besten radelt man draußen in der Natur. Aber heute kann man Fahrräder ja gut transportieren.

Übrigens: Sie müssen mit dem Fahrrad nicht in der heimischen Region bleiben. Überall im Lande gibt es ausgewiesene Fahrradwege. Einige besonders reizvolle verlaufen entlang der großen Flüsse. Das ist gerade in Süddeutschland topografisch vorteilhaft, denn in den Tälern gibt es keine Steigungen. Und überall, wo man um Radfahrer wirbt, kann man auch Räder mieten und so gegebenenfalls auch per Bahn anreisen.

Tipp: E-Bikes

Sie sind lange nicht mehr Rad gefahren oder haben das als anstrengend in Erinnerung, vor allem bergauf und bei Gegenwind? Inzwischen gibt es Elektrofahrräder. Diese E-Bikes sind eine feine Sache.

Das E-Bike fährt Sie nicht etwa durch die Gegend, sondern verstärkt nur die Pedalbewegungen. Sie müssen also durchaus treten, es gibt aber Bonus-Power aus dem Akku.

Seit Einführung der E-Bikes haben schon viele Ü60er das Radeln neu entdeckt. Und inzwischen gibt es selbst im Alpenvorland Fahrradvermietungen.

Tanzen: Training für Körper und Kopf

Tanzen ist auch für Menschen in der zweiten Lebenshälfte eine ausgesprochen vielseitige Bewegungsform. Wer einmal ein anderthalbstündiges Tanztraining absolviert hat, weiß, warum man von „Tanzsport“ spricht. In puncto Kondition, Konzentration und Koordination wird da einiges verlangt. Insofern ist Tanzen ein Training für Körper und Kopf.

Das Gute: Tanzen ist altersunabhängig. Solange man fit ist, kann man auch das Tanzbein schwingen. Überall im Lande gibt es Tanzschulen und Vereine mit Kursen für jedes Niveau.

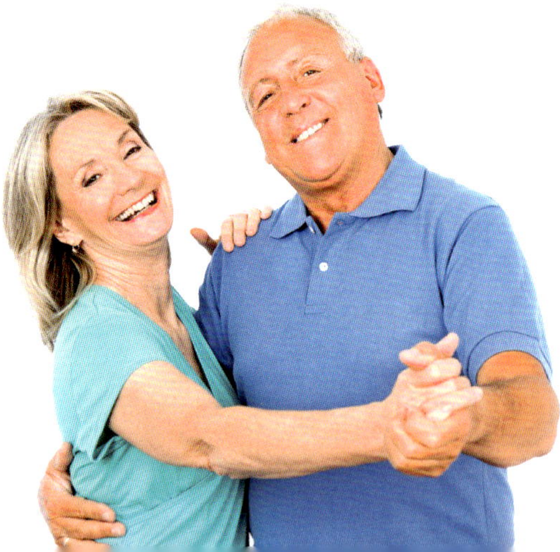

Sie bieten zumeist einen Mix aus Standard (z. B. Walzer, Tango, Quickstep) und Latein (Rumba, Samba, Cha-Cha-Cha). Es ist nie zu spät einzusteigen. Viele Paare sind seit vielen Jahren in ihrer Tanzgruppe, lernen immer neue Schrittfolgen, arbeiten an ihrer Tanzhaltung und pflegen nach dem Tanzen die Geselligkeit im Kreis ihrer Tanzfreunde. Wer will, kann das Deutsche Tanzsportabzeichen (DTSA) in Bronze, Silber oder Gold ablegen.

Tanzen ist populärer denn je, wozu auch die verschiedenen Staffeln der RTL-Tanzshow „Let's dance" beigetragen haben. Einige Teilnehmer, die deutlich über 50 Jahre alt waren, haben vorgemacht, dass auch „Senioren" auf dem Parkett eine bella figura machen.

Übrigens: Bei weitem nicht alle Tanzpaare sind auch im Leben Paare. Manche treffen sich nur zum Tanztraining. Insofern können auch Singles tanzen, wobei männliche Singles, die sich in eine Tanzgruppe trauen, heiß begehrt sind.

Wenn Sie sich auf der Tanzfläche sicher fühlen, eröffnen sich Ihnen auch zusätzliche gesellschaftliche Optionen: Sicherlich gibt es auch in Ihrer Nähe hin und wieder einen Ball, ein Sportlerfest, einen Tanz-in-den-Mai. Das macht doppelt Spaß, wenn man es drauf hat.

Also: Trauen Sie sich! Erkundigen Sie sich, wo es in Ihrer Nähe eine Tanzgruppe gibt, und schauen Sie mal vorbei. Interessenten sind gern gesehen und können erst einmal ein paar Schnupper-Termine wahrnehmen, bevor sie sich binden.

Und vieles mehr ...

Die hier beschriebenen Bewegungsformen sind nur Beispiele. Natürlich ist auch **Schwimmen** ein hervorragendes Bewegungstraining mit vielen positiven Effekten. Hier kommt Ihnen u. a. zugute, das der Körper im Wasser leichter ist, was die Gelenke entlastet. Deshalb steht ja auch bei nahezu jeder Reha Wasser-Gymnastik mit auf dem Programm. Sportarten mit deutlich mehr Tempo sind **Tennis** und **Badminton**, wobei hier die körperliche Belastung einseitiger ist.

Wenn Sie die Zeit haben, ist **Golfen** eine Option. Hier verbinden Sie lange Aufenthalte an der frischen Luft mit hohen koordinativen Anforderungen. Und wenn Sie auf dem Platz kein Elektrofahrzeug benutzen, sondern brav von Loch zu Loch laufen, legen Sie ein paar gesunde Kilometer zurück.

Ein beliebter Sport ist **Kegeln**, das lange Zeit das Image eines Kneipensports hatte. Zu Unrecht. Wer den Kegelabend nicht nur als Ausrede ansieht, mit Freunden „einen zu heben", sondern auch ein wenig Ehrgeiz einbringt, muss körperlich einiges leisten. Nach ein paar Dutzend Würfen mit Anlauf und Schwung hat man am Ende des Tages durchaus körperlich etwas getan. Dies gilt natürlich ebenso für **Bowling**, die amerikanische Variante dieses Präzisionssports mit zehn statt neun Kegeln.

Wenn Sie im Dunstkreis von Ostfriesland leben, wissen Sie, dass auch **Boßeln** nicht nur ein Zeitvertreib bei Kohlfahrten ist, sondern richtig ernsthaft betrieben werden kann. Auch hier haben Sie viel Bewegung an der frischen Luft und müssen wurftechnisch ordentlich trainieren, um die Holzkugel auf Kurs zu halten.

TRAINER-TIPP

Tim Tuchel, Sportphysiotherapeut und Personal Trainer

Gemeinsam macht's mehr Spaß

„Spielen Sie nicht den verbissenen Einzelkämpfer. Suchen Sie sich Gleichgesinnte: den Partner oder die Partnerin, Freunde, Nachbarn. Bestimmt gibt es irgendwo in der Nähe einen Lauftreff. Oder Sie schließen sich einer Sportgruppe an. Angebote gibt es in Hülle und Fülle. Die Teilnehmer müssen gar nicht unbedingt alle in Ihrer Altersklasse sein; gemischte Gruppen haben viel für sich. Sport gemeinsam zu betreiben, spornt an und motiviert. Wenn man weiß, dass die anderen warten, gibt man sich doch einen Ruck."

EXPERTEN-INTERVIEW: PROF. DR. MED. WOLFGANG HUHMANN

BEWEGUNG IST DIE VORAUSSETZUNG FÜR EIN GESUNDES LEBEN

Prof. Dr. med. Wolfgang Huhmann wurde 1938 in Ostpreußen geboren. Dort verlebte er auch seine Kindheit. Nach Flucht und Vertreibung, die ihn über das zugefrorene Frische Haff führte, verbrachte er seine Jugend in der Nähe von Hamburg. Ausgebildet zum Mediziner, war er tätig als Kardiologe in verschiedenen Bundesländern sowie im Ausland. Später leitete er eine eigene Klinik in der Nähe von Hamburg. 1999 erhielt er das Bundesverdienstkreuz. Seit 2003 ist er im Ruhestand.

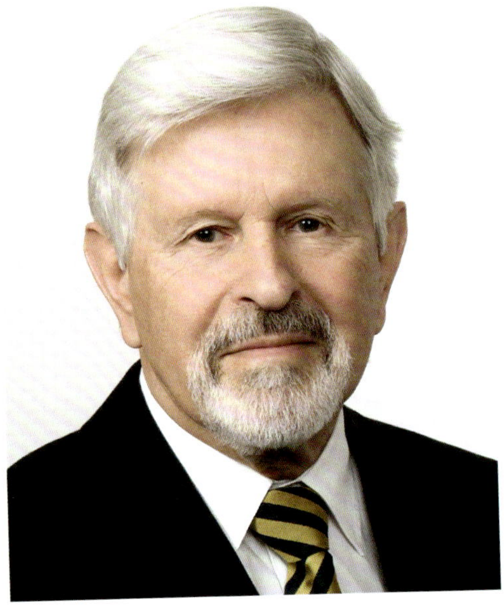

Unser Trainer-Team propagiert, ausreichend Bewegung sei eine Voraussetzung für Wohlbefinden und Gesundheit. Als erfahrener Mediziner werden Sie diese Einschätzung wahrscheinlich teilen.

Das ist absolut richtig. Heute ist wissenschaftlich gesichert, dass Menschen, die sich regelmäßig bewegen und Sport treiben eine längere Lebenserwartung haben und ihr Leben lang gesünder sind, als Menschen, die ihren Körper vernachlässigen.

Warum ist Bewegung für unseren Organismus so wichtig? Was passiert, wenn man im Wesentlichen sitzt und der weiteste Weg der zur Garage und zum Fahrstuhl ist?

Unser Körperbau, unser Stoffwechsel, unsere Lungen und unser Herz-Kreislaufsystem sind auf körperliche Leistung angelegt. Deshalb haben wir eine Lunge mit so großer Atmungsfunktion, ein Kreislaufsystem, das bei Belastung derart große Blutmengen durch den Körper pumpen kann, und deshalb haben wir auch so lange Beine. Für die Bedienung von Gaspedal und Bremse oder nur zum Sitzen brauchen wir das alles nicht. Daher ist auch verständlich, dass unser Körper Schaden leidet, wenn diese Funktionen nicht geübt und erhalten werden.

Unsere Spannkraft und unsere Leistungsfähigkeit können wir nur erhalten, wenn wir den Körper ständig fordern.

Müssen sich Menschen jenseits der 60 in puncto Bewegung zurücknehmen?

Nein, ganz und gar nicht. Gerade ältere Menschen über 60 Jahre sollten regelmäßig Sport treiben, da schon aus Altersgründen unser Stoffwechsel und unsere Leistungsfähigkeit nachlassen. Unsere Spannkraft und unsere Leistungsfähigkeit können wir nur erhalten, wenn wir den Körper ständig fordern.

Welche Bewegungsformen halten Sie aus medizinischer Sicht für besonders wertvoll?

Das sind vor allem die Ausdauersportarten: Wandern und Nordic Walking sowie Bergwandern, Laufen, Schwimmen, Fahrradfahren und Rudern. Dabei kommt es darauf an, eine Leistung längere Zeit (mindestens 30 Minuten) konstant beizubehalten. Diese Leistung sollte im „aeroben" Bereich liegen, also so, dass der Körper keine Sauerstoffschuld eingeht. Dies erreicht ein 60jähriger bei einer Leistung mit einem Puls von maximal 125/Min. Die Formel für die Pulsfrequenz lautet: max. Puls 220 minus Lebensalter, davon 60 bis 80 %.* Kleiner Tipp: Man muss sich noch gut unterhalten können! Da ältere Menschen oft Gelenkprobleme haben, eignen sich für diese Gruppe alle Wanderformen, Schwimmen und Fahrradfahren. Diese Sportarten sollten dreimal bis viermal pro Woche (mindestens für eine halbe Stunde) durchgeführt werden.

Spielt es eine Rolle, wo man sich bewegt? Besteht aus wissenschaftlicher Sicht ein Unterschied zwischen einer Stunde auf dem Trimmrad im Keller und einer einstündigen Radtour?

Im Prinzip bei vergleichbarer Leistung nicht. Training auf dem Trimmrad im Keller ist konstanter und kann besser gesteuert werden, ist aber sehr eintönig. Training in der Natur, vor allem mit anderen Menschen gemeinsam, ist besser für Geist und Seele, ist aber in der Regel nicht so konstant zu dosieren.

Sie sind Kardiologe. Das Herz ist unser Motor, die Maschine, die uns antreibt. Was leistet diese Maschine?

Unser Herz funktioniert ähnlich wie ein Automotor: Dieser hat einen steuerbaren Füllungsdruck, aufs Herz übertragen ist das der diastolische Füllungsdruck von etwa 6-15 mmHg. Er hat eine variable Drehzahl, beim Herzen die Herzfrequenz von ca. 60 bis 220/Min. Der Motor besitzt ein konstantes Hubvolumen, im Herzen – abhängig vom Füllungsdruck – ein variables Pumpvolumen von ca. 50 bis 100 ml. Und er hat einen konstanten Arbeitsdruck, im Herzen den variablen Blutdruck von ca. 100 bis 220 mmHg.
Das ergibt eine Pumpleistung für ein gesundes Herz eines gut trainierten jungen Mannes (Tour-de-France-Teilnehmer) von mehr als 20 l/Min. Davon nutzen wir in Ruhe nur etwa 4 bis 5 l/Min. Bei einer 30 Minuten andauernden maximalen Belastung kann das Herz des Radrennfahrers eine Blutmenge von bis zu 600 Litern zur Verfügung stellen!

Heute ist wissenschaftlich gesichert, dass Menschen, die sich regelmäßig bewegen und Sport treiben, eine längere Lebenserwatung haben und ihr Leben lang gesünder sind, als Menschen, die ihren Körper vernachlässigen.

Jeder Motor bedarf hin und wieder der Wartung. Gilt das auch für unser Herz? Was gibt es da für Wartungsintervalle?

Ja, das Herz ist unser Lebensmotor. Es bedarf schonender Behandlung und lebenslanger Fürsorge. Diese sollte bei gesunden über 60jährigen Menschen einmal im Jahr in Form eines EKG und eines Herzechos (Ultraschall) erfolgen. Zusätzlich müssen der Blutdruck und die Blutfette kontrolliert werden. Bei bereits erkrankten oder weniger leistungsfähigen Herzen empfehlen die Deutschen Herzgesellschaften eine Kontrolle alle sechs Monate. Alle diese Kontrollen sollten durch speziell ausgebildete Ärzte durchgeführt werden.

** Also 220 – 60 = 160, davon 60-80 %, das ergibt einen Bereich von 96 bis 128 Herzschläge pro Minute*

Was schadet dem Herzen? Was sollte man – gerade als Ü60er – meiden, um gesund und fit zu bleiben?

Zu große Belastungen dienen nicht der Gesundheit. Alles sollte in Maßen und mit Freuden erfolgen. Dazu gehört, dass man den gesamten Körper einbezieht: **Kein Übergewicht** (normal: Body-Mass-Index BMI = Körpergewicht in Kilogramm dividiert durch das Quadrat der Körpergröße in Metern; bei über 60-jährigen max. 28), **NICHT RAUCHEN, normaler Blutdruck** (in Ruhe max. 130-140/80 mmHg), **gesunde Ernährung** (ausreichend Salat und Gemüse, wenig Fett), **wenig Alkohol** (Frauen max. 30 g/Tag, Männer max. 60 g/Tag). Sehr nützlich hat sich ein gutes soziales Umfeld erwiesen: gute Freunde, stabile Familie!

Auf welche Warnsignale sollte man reagieren?

Menschen über 60 kennen gewöhnlich die Reaktionen ihres Körpers. Deshalb sollten sie reagieren, wenn sie etwas spüren, was sie noch nie erlebt haben. Eine akute Funktionsstörung des Herzens ist **immer eine lebensbedrohende Situation**. Diese Bedrohung ist zeitabhängig: Je länger sie dauert, desto gefährlicher ist es für den Betroffenen. Deshalb ist **schnelle Hilfe** erforderlich! Die Symptome sind: ungewöhnliche Luftnot; Schmerzen im Brustbereich, im Halsbereich oder im Oberbauch; akute Schwäche, Schwindel oder Sehstörungen.

Die beste Vorbeugung sind gesunde Ernährung, kein Übergewicht, normaler Blutdruck und normale Fettwerte, nicht rauchen, sowie regelmäßige sportliche Betätigung und gute soziale Beziehungen.

ALARMZEICHEN FÜR EINEN HERZINFARKT

Hintergrund: Der Herzinfarkt ist ein akutes lebensbedrohendes Ereignis und eine der häufigsten Todesursachen (etwa 50% aller Todesfälle). Betroffen sind keineswegs nur Männer, sondern auch Frauen. Da bei einem Infarkt jede Minute zählt, sollte man diese Gefahr einschätzen können.

Bei einem Herzinfarkt wird ein Herzkranzgefäß durch ein Gerinnsel (Blutpfropf) ver-schlossen. Dadurch wird ein Teil des Herzmuskels von der Sauerstoffversorgung abge-schnitten, er stirbt ab – daher die Schmerzen und die Übelkeit.

Von einem Herzinfarkt gehen zwei große Gefahren aus:

- Es kann eine lebensbedrohende Herzrhythmusstörung ausgelöst werden. Das Herz pumpt nicht mehr und es kommt zum Herz-Kreislaufstillstand. Im Rettungswagen und in der Klinik versucht man diese Störung mit Hilfe eines Defibrillators durch elek-trische Impulse zu beseitigen.
- Die zweite Gefahr ist das Pumpversagen des Herzens. Je länger der Herzinfarkt andauert, desto mehr Herzmuskelgewebe geht unwiderbringlich verloren.

EIN HERZINFARKT IST IMMER EIN WETTLAUF MIT DER ZEIT! DESHALB SOFORT RETTUNGSWAGEN RUFEN ÜBER 112.

Alarmzeichen:

- Schwere, länger als 5 Minuten anhaltende Schmerzen im Brustkorb, die in Arme, Schulterblätter, Hals, Kiefer und Oberbauch ausstrahlen können
- Starkes Engegefühl, heftiger Druck, Brennen im Brustkorb, Atemnot
- Zusätzlich: Übelkeit, Brechreiz, Angst
- Schwächegefühl (auch ohne Schmerzen), evtl. Bewusstlosigkeit
- Blasse, fahle Gesichtsfarbe, kalter Schweiß
- Nächtliches Erwachen mit Schmerzen im Brustkorb ist ein besonderes Alarmzeichen
- Bei **Frauen** sind Atemnot, Übelkeit, Schmerzen im Oberbauch, Brechreiz und Erbrechen häufiger als bei Männern alleinige Alarmzeichen
- Wenn Brustschmerzen bei minimaler Belastung oder in Ruhe auftreten, muss ebenfalls schnell gehandelt werden

Quelle: nach der Deutschen Herzstiftung (www.herzstiftung.de)

Und jetzt geht's los!

Bewegung bringt's – aber das wussten Sie wahrscheinlich schon längst. Doch haben Sie die Erkenntnis auch konsequent umgesetzt? Nachdem wir Ihnen auf den Einstiegsseiten bereits etliche Optionen für Bewegung und Ausdauersport vorgestellt haben, möchten wir Ihnen im nachfolgenden Praxisteil einige ganz konkrete Aufgaben stellen.

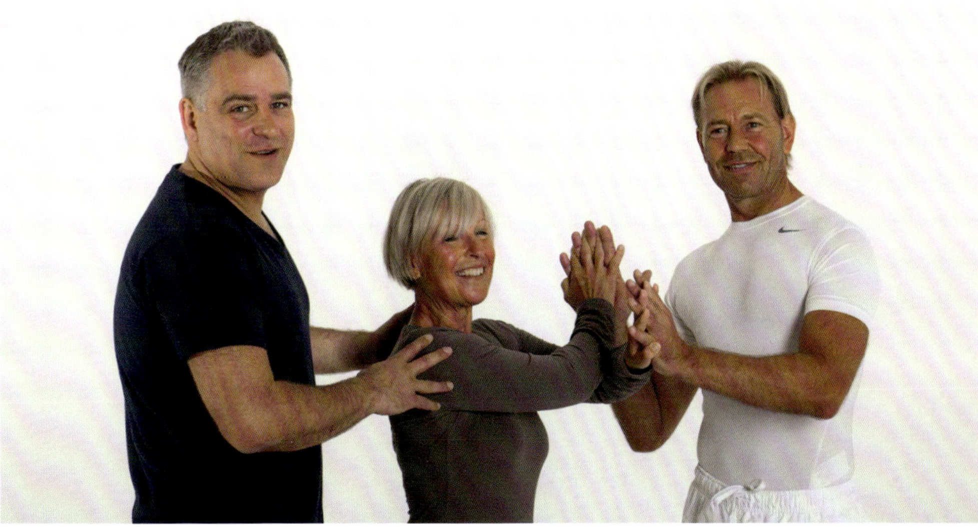

Wir beginnen mit leichten Übungen, die gut tun. Sie können sie – allein oder zu zweit – bequem daheim absolvieren. Die Übungen dienen der Auflockerung und Kräftigung und werden sich positiv auf Ihre Konstitution und Kondition auswirken.

Letzteres gilt natürlich in besonderem Maße für die anschließenden Muster-Trainingspläne für ein leichtes Ausdauertraining. Wenn Sie – inspiriert durch unsere Pläne – jede Woche mehrmals laufen, walken oder Rad fahren und das dann von Woche zu Woche in Maßen steigern, hat dies einen deutlichen Trainingseffekt. Das werden Sie selber an sich spüren und hinterher stolz auf sich sein.

Und Sie werden merken, wie ein solches Training Ihnen auch zusätzlichen Schwung für den Alltag gibt. Und wer weiß: Vielleicht weckt das alles ja sogar Ihren Ehrgeiz und Sie gehen ergänzend auch noch ins Fitnessstudio. Hier können Sie bestimmte Muskelpartien ganz gezielt trainieren.

GUT ZU WISSEN

Der Begriff „Training" setzt immer eine gewisse Systematik und vor allem Regelmäßigkeit voraus. Wenn Sie sich sporadisch dreimal im Sommer aufs Rad schwingen, gelegentlich einen Abendspaziergang machen und im Urlaub hin und wieder zwei Bahnen im Swimmingpool schwimmen, ist das noch kein Training.

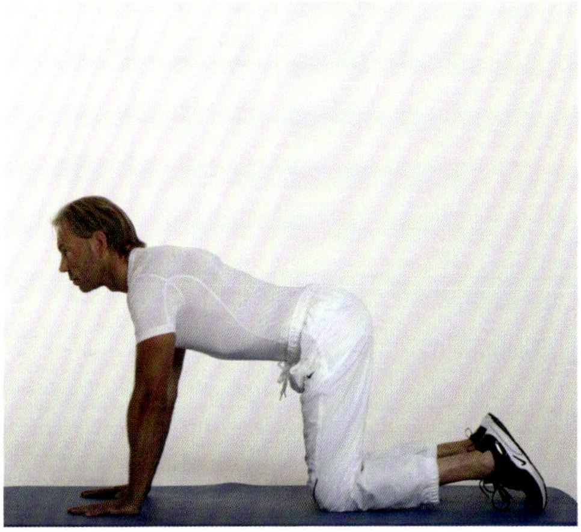

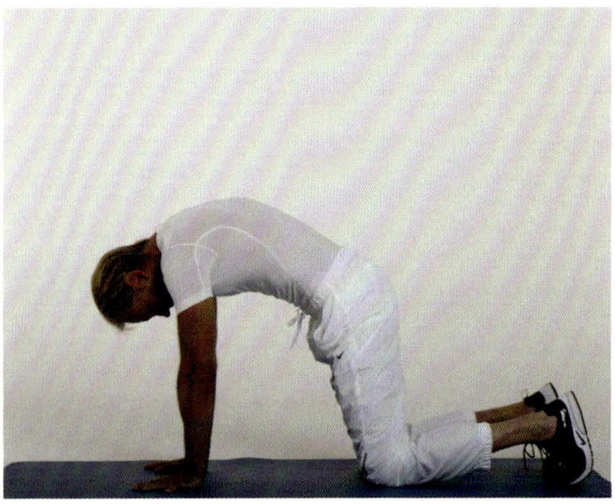

Katzenbuckel

So geht's:

- Sie stehen im Vierfüßlerstand. Hände, Knie und Füße bilden eine gerade Linie.
- Schauen Sie zu Boden und formen Sie mit gebogener Wirbelsäule einen Buckel. Dabei spannen Sie die Bauchmuskeln an.
- Sie heben den Kopf und geben Spannung auf den Nacken.
- Diese Dehnung halten Sie für 5 Sekunden. Dann gehen Sie wieder in die Grundposition.
- Das Ganze 5-mal wiederholen.

Ihr Ziel: Stärkung der Hauptmuskeln des Rückens. Die halten Sie im wahrsten Sinne des Wortes aufrecht.

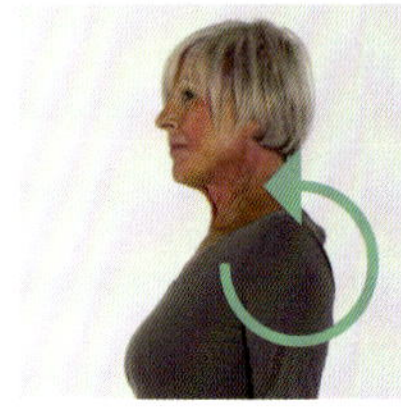

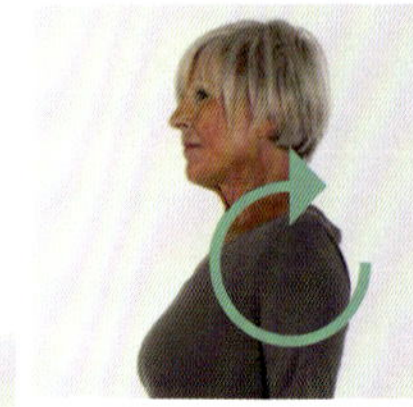

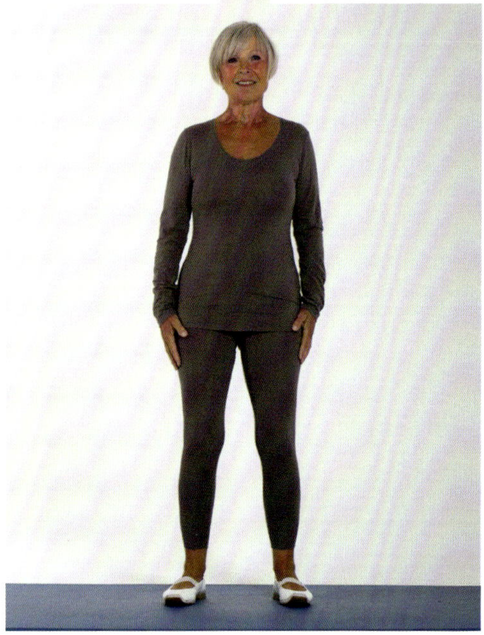

Schulterkreisen

So geht's:

- Sie stehen gerade, die Füße etwa hüftbreit auseinander. Die Knie sind leicht gebeugt.
- Spannen Sie nun den Bauch an und beginnen Sie mit einem langsamen Schulterkreisen.
- Weiten Sie diese Kreisbewegungen aus, so dass Ihre gesamte Schulterpartie in Bewegung gesetzt wird.
- Diesen Ablauf von ganz langsam bis bewusst intensiv 10-mal wiederholen.

Steigerungsmöglichkeit: Nehmen Sie zusätzlich Hanteln in die Hand.

Ihr Ziel: Schulter, Brust und Schultergelenke werden mobilisiert.

Arme kreuzen

So geht's:

- Sie stehen gerade, die Knie leicht gebeugt. Der Bauch ist angespannt.
- Strecken Sie die Arme auf Schulterhöhe aus.
- Nun kreuzen Sie die Arme und bringen sie dann wieder parallel zueinander.
- Das wiederholen Sie 10-mal.

Steigerungsmöglichkeit: Nehmen Sie zusätzlich Hanteln in die Hand.

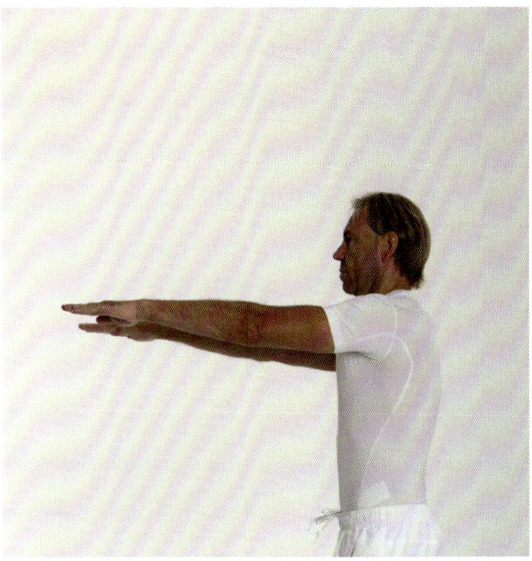

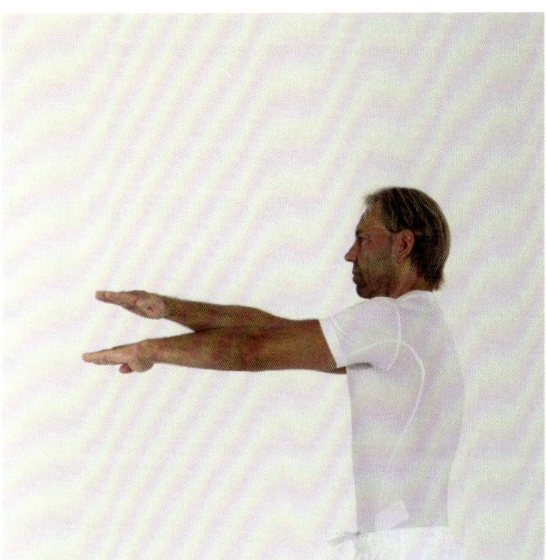

Hüftkreisen

So geht's:

- Sie stehen gerade, die Füße etwa hüftbreit auseinander. Die Knie sind leicht gebeugt. Die Hände liegen seitlich an der Hüfte.
- Spannen Sie den Bauch an, aber vergessen Sie dabei nicht zu atmen.
- Nun lassen Sie langsam die Hüfte kreisen: erst rechts herum, dann links herum.
- Das Ganze 10-mal wiederholen.

Achtung! Wirklich die Hüfte kreisen lassen, kein Bauchtanz!

Ihr Ziel: Lockerung der Beckenmuskulatur

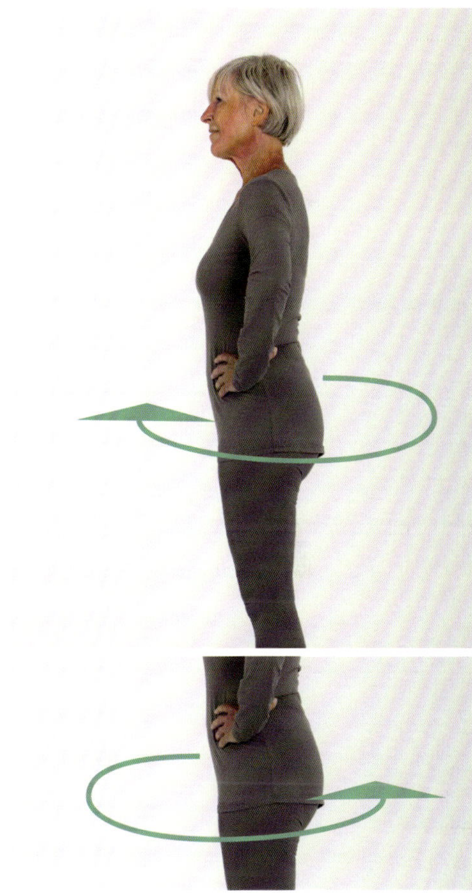

Kniebeuge

So geht's:

- Stellen Sie sich neben einen Tisch oder Stuhl. Dabei dürfen Sie sich mit einer Hand leicht abstützen. Die Füße stehen hüftbreit auseinander und sind leicht nach außen gerichtet. Der Bauch ist angespannt.
- Nun gehen Sie leicht in die Knie und senken dabei die Hüfte ab.
- Danach zurück in die Ausgangsposition. Sie spüren, wie Sie dabei Ihre Bein- und Gesäßmuskulatur beanspruchen.

Achtung! Knie nicht durchdrücken, nur soweit runter, wie es Ihnen angenehm ist.

Steigerungsmöglichkeit: Verzichten Sie auf den Tisch oder Stuhl und nehmen Sie Hanteln in die Hand.

Ihr Ziel:
Lockerung der Hüftbeugemuskeln und der gesamten Beinmuskulatur.

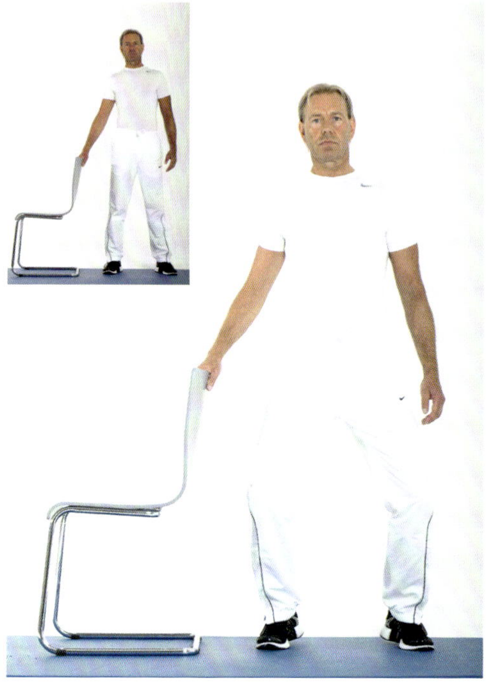

PROBLEMGELENKE HÜFTE UND KNIE

Jeder zweite Deutsche über 60 leidet an Gelenkverschleiß (Arthrose), vor allem an Knie und Hüfte. Es haben mehr Menschen Hüft- und Kniebeschwerden als Rückenschmerzen. Gelenkverschleiß gehört zu den häufigsten Ursachen für Arbeitsunfähigkeit und Frührente.

Das **Hüftgelenk** ist eines der am stärksten beanspruchten Körperteile. Auf wenigen Quadratzentimetern trägt es praktisch das halbe Körpergewicht. Bei jedem Schritt, jedem Bücken, jeder Alltagstätigkeit wirkt ein Vielfaches dieser Körperlast als Druck und Zugspannung auf das Gelenk ein. Das Hüftgelenk trägt nicht nur den Oberkörper, es soll auch Bewegungen ermöglichen. Ein gesundes Gelenk verschafft enorme Mobilität.

Das **Knie** ist mit Abstand Ihr größtes und kompliziertestes Gelenk. Ohne könnten Sie weder laufen und steigen, noch in die Hocke gehen oder sich setzen. Erst das Knie verleiht Ihnen körperliche Beweglichkeit. Dieses ausgeklügelte System aus Knochen, Kapsel, Bändern, Knorpel und Muskeln ist zwar auf Langzeitleistung ausgelegt, verschleißt aber und ist anfällig für Schädigungen.

Wie die Hüfte ist Ihr Knie ein besonders belastetes Gelenk ihres Körpers – und das in einem sehr wörtlichen Sinne. Bei jedem Schritt muss das Knie etwa das Dreifache Ihres Körpergewichtes auffangen, und intensive Bewegungsformen wie Treppensteigen oder Joggen erhöhen diesen Wert sogar auf etwa das Fünffache.

So addiert sich die tägliche Belastung Ihrer Kniegelenke auf viele Tonnen – und das bereits bei Normalgewicht. Jedes Kilo Übergewicht, genauso aber ungeeignete Schuhe, Fehlstellungen bei der Bewegung oder Überbeanspruchung erhöhen die Gesamtbelastung. Irgendwann kann dann auch dieses Supergelenk buchstäblich in die Knie gehen.

Tipp: Hessische Physiotherapeuten haben eine Hüft- und Knieschule entwickelt, die bei entsprechenden Problemen Linderung verschaffen und vorbeugen soll. Das hilfreiche Trainingsprogramm ist von allen großen Krankenkassen anerkannt.

A. Helmkamp/M. Schmidt, Die MHL Hüft- und Knieschule, Parzellers Buchverlag, 2012

Kräftigung

Ihr Körper wird von Muskeln und Bändern gehalten. Dieses System muss beweglich bleiben. Wenn sich Muskeln verhärten oder verkürzen, stellen sich Probleme ein. Regelmäßige Bewegung und Beanspruchung beugen dem vor.

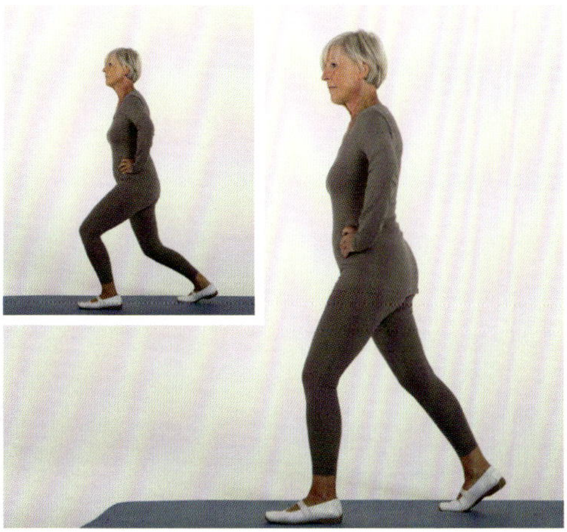

Ausfallschritt

So geht's:

- Sie stehen gerade, die Füße hüftbreit auseinander, die Hände an den Hüften.
- Machen Sie nun mit dem rechten Bein einen Schritt nach vorn. Dabei bildet das Bein einen rechten Winkel und der rechte Fuß steht flach auf dem Boden.
- Beugen Sie leicht das linke Knie. Dabei heben Sie die linke Ferse an, bis Sie auf den Fußballen stehen.
- Halten Sie diese Position für 2 Sekunden. Dann drücken Sie den rechten Fuß ab und gehen in die Grundposition.
- Anschließend machen Sie das Ganze mit dem anderen Bein. Dieses Wechselspiel 10-mal wiederholen.

Achtung! Langsam ausführen und das Knie nicht auf dem Boden absetzen!

Ihr Ziel: Gesäßmuskeltraining (Straffung)

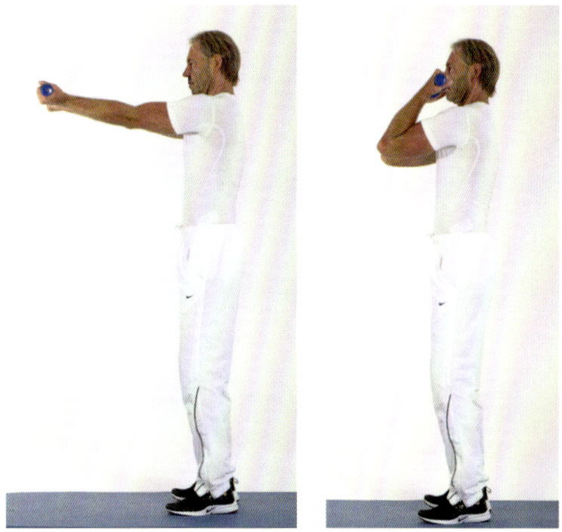

Bizeps-Curls (Hanteln)

So geht's:

- Sie stehen gerade, die Füße etwa hüftbreit auseinander. Die Knie sind leicht gebeugt.
- Nun strecken Sie die Hände mit den Hanteln weit nach vorn. Die Handflächen zeigen dabei nach oben.
- Beugen Sie die Ellenbogen, wobei die Arme im rechten Winkel nach oben zeigen.
- Anschließend strecken Sie die Arme wieder in die Ausgangsposition.
- Das Ganze 10-mal wiederholen.

Achtung! Ellenbogen nicht ganz durchdrücken!

Ihr Ziel: Training für die Oberarme (Bizeps)

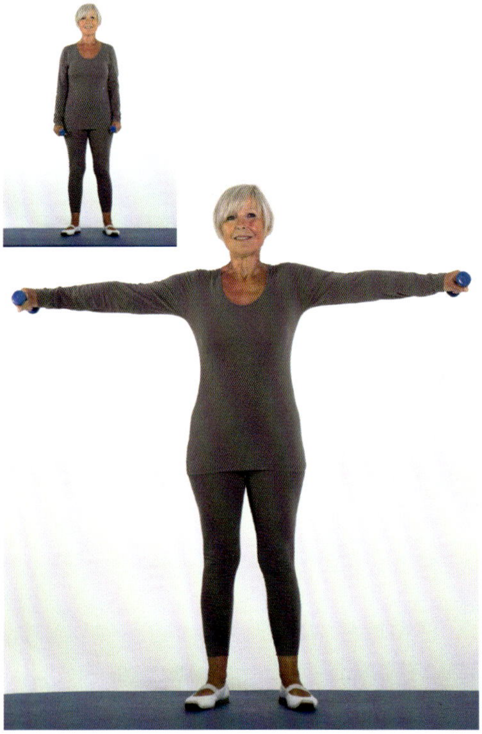

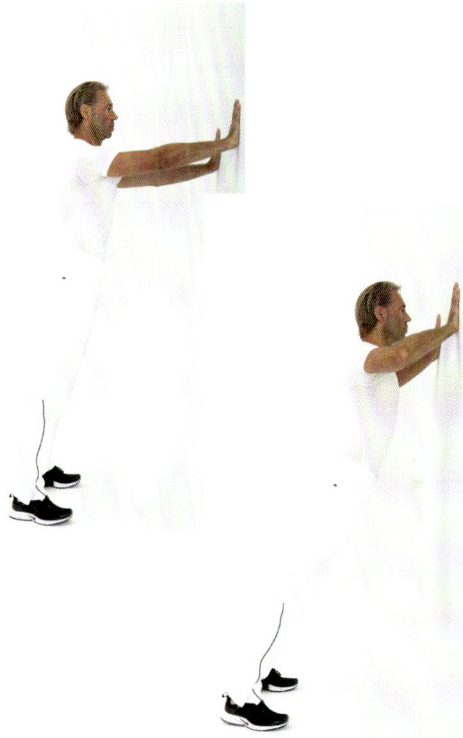

Schulterheben (mit Hanteln)

So geht's:

- Sie stehen gerade, die Füße etwa hüftbreit auseinander. Die Knie sind leicht gebeugt.
- Der Bauch ist angespannt. Die Arme hängen herunter, in den Händen halten Sie Hanteln. (Gewicht: 0,5 – 2,0 kg)
- Nun heben die Arme seitlich langsam bis in Schulterhöhe an. Die Ellenbogen sind leicht gebeugt, die Schultern bleiben locker.
- Anschließend gehen die Arme zurück in die Anfangsposition.
- Das Ganze 10-mal wiederholen.

Achtung! Halten Sie die Arme immer leicht angewinkelt.

Ihr Ziel: Training der Schultermuskulatur und Beweglichkeit der Schultergelenke. Stabilisierung der Körperhaltung.

Wandliegestütze

So geht's:

- Sie stehen eine Armlänge entfernt von der Wand. Die Füße sind hüftbreit auseinander.
- Nun führen Sie die Handflächen auf Schulterhöhe an die Wand. Der Rücken bleibt dabei gerade. Der Kopf schaut nach vorn an die Wand.
- Spannen Sie den Bauch an und beugen Sie langsam die Ellenbogen. Wenn Sie sich der Wand nähern, senken Sie den Körper leicht ab.
- Anschließend drücken Sie sich wieder in die Anfangsposition.
- Das Ganze 10-mal wiederholen.

Ihr Ziel: Sie trainieren gleichzeitig Oberkörper, Oberarmrückseite, Brustmuskulatur und Bauch.

Bauchflieger

So geht's:

- Legen Sie sich ausgestreckt auf den Bauch, die Stirn auf den Handrücken.
- Spannen Sie nun die Gesäßmuskulatur und die Bauchmuskulatur an.
- Heben Sie die Brust so weit an, wie es Ihnen angenehm ist. Nun ziehen Sie die Schultern hoch und versuchen die Schulterblätter zusammenzuführen. Dabei zeigen die Handflächen nach unten und die Unterarme liegen seitlich auf Brusthöhe.
- Diese Spannung 3 Sekunden halten. Dann bringen Sie die Arme wieder auf den Boden und den Körper in die Ausgangsposition.
- Das Ganze 10 mal wiederholen.

Achtung! Heben Sie den Brustkorb nicht zu hoch. Das würde die Lendenwirbel zu stark belasten und könnte Muskeln überdehnen.

Steigerungsmöglichkeit: Nehmen Sie Hanteln dazu!

Ihr Ziel: Training für Lendenwirbelbereich und Schultermuskulatur

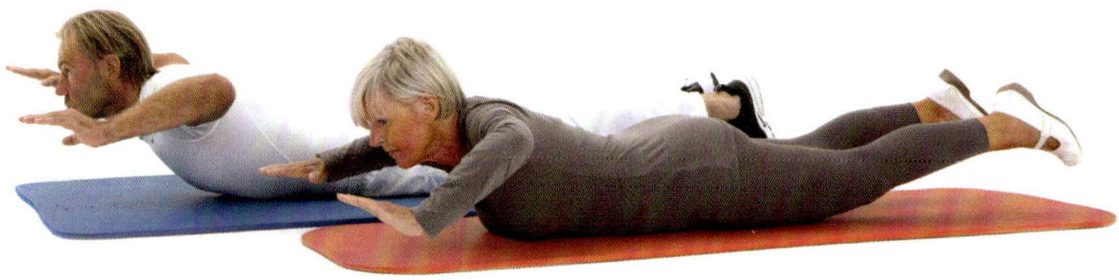

Bauchaufzug

So geht's:

- Legen Sie sich auf den Rücken und stützen Sie Kopf und Nacken mit einem Handtuch oder Kissen ab. Die Füße stehen hüftbreit auseinander auf dem Boden. Die Knie sind angewinkelt, die Hände liegen auf den Oberschenkeln.
- Spannen Sie nun den Bauch und heben Sie Kopf und Schulter um ca. 30 Grad an. Dabei rutschen die Hände in Richtung Knie. Der untere Rücken bleibt jedoch am Boden.
- Halten Sie die Spannung für einige Sekunden, dann gehen Sie langsam zurück in die Anfangsposition.
- Das Ganze 10-mal wiederholen.

Achtung! Für Personen mit Nackenproblemen ist diese Übung ungeeignet. Auch sollten Sie die Hände niemals in den Nacken legen. Dies führt zur Überdehnung der Nackenwirbel und belastet die Halswirbelsäule.

Steigerungsmöglichkeit: Arme strecken (Anfangsposition)

Ihr Ziel: Kräftigung der Bauchmuskeln

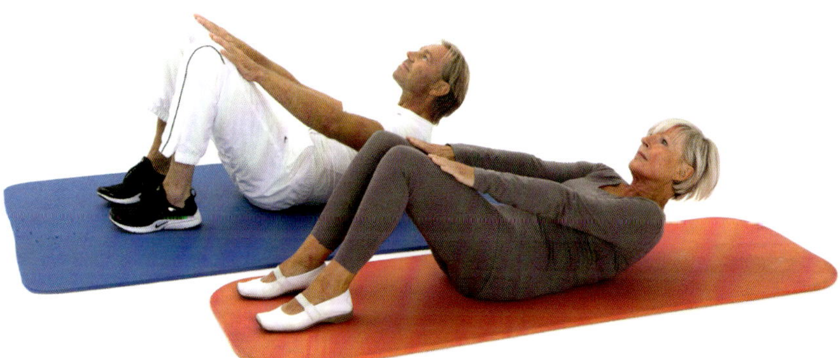

Geschicklichkeitstraining

Neben Kraft, Ausdauer und Beweglichkeit ist auch die Koordinationsfähigkeit wichtig. Jede Bewegung erfordert das Zusammenspiel vieler Bauteile des Körpers – gesteuert vom Gehirn. Die vier Übungen trainieren das.

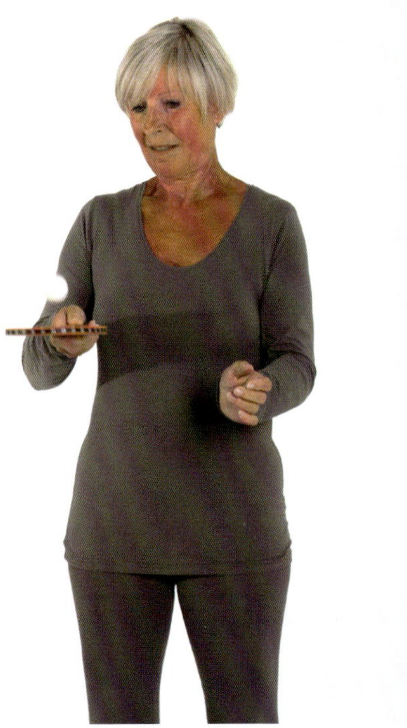

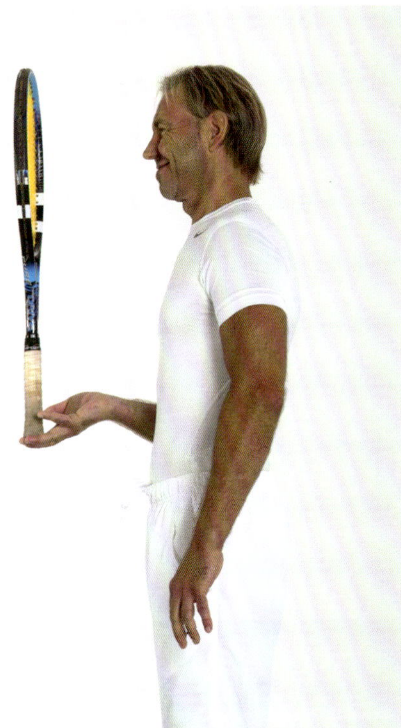

Ball hoch halten (Einzelübung)

Versuchen Sie, im Stehen mit einem Tischtennis- oder Tennisschläger einen passenden Ball in der Luft zu halten – so lange wie möglich. Sie werden sehen: Das erfordert einige Geschicklichkeit. Aber mit der Zeit bekommen Sie ein Gefühl dafür, die Bewegungen mit dem Schläger richtig zu dosieren.

Für Fortgeschrittene: Gehen Sie dabei langsam hin und her.

Schläger halten (Einzelübung)

Versuchen Sie, einen Tischtennis-, Tennis- oder Badmintonschläger senkrecht auf Ihrer Hand zu balancieren – so lange wie möglich und so oft, wie Sie mögen.

Für Fortgeschrittene: Gehen Sie beim Balancieren langsam auf und ab

Kreuzwerfen (Partnerübung)

Sie brauchen einen Tennisball. Stellen Sie sich einem Partner gegenüber.
Werfen Sie den Ball nun konzentriert mit der rechten Hand in die rechte Hand Ihres Partners. Das heißt: Sie werfen über Kreuz.
Versuchen Sie diese Übung so lange wie möglich zu machen, ohne dass der Ball herunterfällt.

Für Fortgeschrittene: Gehen Sie gemeinsam mit Ihrem Partner bei der Übung durch den Raum.
Und wenn Sie noch eins draufsetzen wollen, benutzen Sie zwei Bälle. Das heißt: Beide werfen synchron über Kreuz. Gar nicht so einfach – Lektion 1 der Zirkusschule.

Koordinationsstand (Einzelübung)

Stellen Sie sich gerade hin. Heben Sie ein Bein an und winkeln Sie es im 90°-Winkel an. Beide Hände sind in die Hüfte gestemmt.
Halten Sie diese Stellung zunächst für 20 Sekunden. Dann wechseln Sie das Bein.
Versuchen Sie diese Übung immer länger auszuführen, so oft wie Sie mögen.

Für Fortgeschrittene: Heben Sie die Arme waagerecht ausgestreckt in Schulterhöhe in die Luft, und kreisen Sie die Arme langsam vor und zurück.

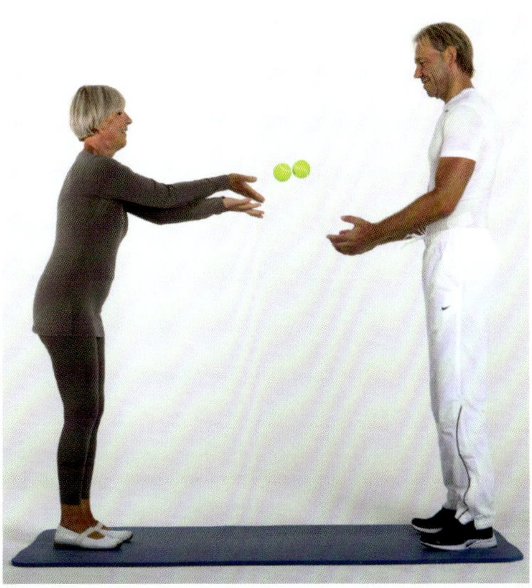

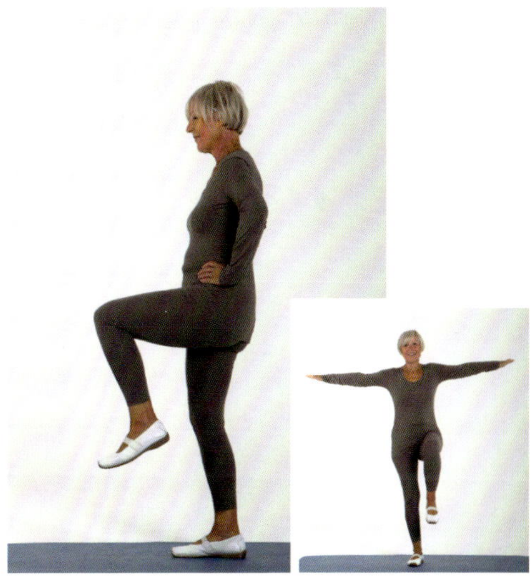

TRAINER-TIPP

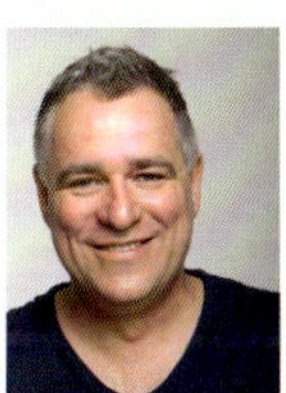

Tim Tuchel, Sportphysiotherapeut und Personal Trainer

„Betrachten Sie Bewegung und Sport als Körperhygiene. Aber übertreiben Sie es am Anfang nicht. Zwei bis drei Trainingseinheiten pro Woche reichen erst mal. Ein Ihrer Fitness entsprechendes Ausdauertraining, verbunden mit einem gezielten muskulären Aufbautraining und funktioneller Gymnastik sind eine ideale Kombination. Scheuen Sie sich nicht, kompetente Hilfe in Anspruch zu nehmen, bis Sie selber über genug Hintergrundwissen verfügen, um selbstständig zu trainieren."

Trainingspläne für Ausdauertraining

Bewegung ist an sich schon eine gute Sache. Aber der gelegentliche Lauf oder Ballsport ist noch kein echtes Training. Denn das verlangt Regelmäßigkeit. Je besser das Trainingsprogramm aufgebaut ist, desto effektiver. Anfänger beginnen bescheiden und steigern sich dann. Wenn zwischen den einzelnen Einheiten mindestens ein Ruhetag liegt, ist der Trainingseffekt besonders hoch, denn so kann sich die Muskulatur regenerieren.

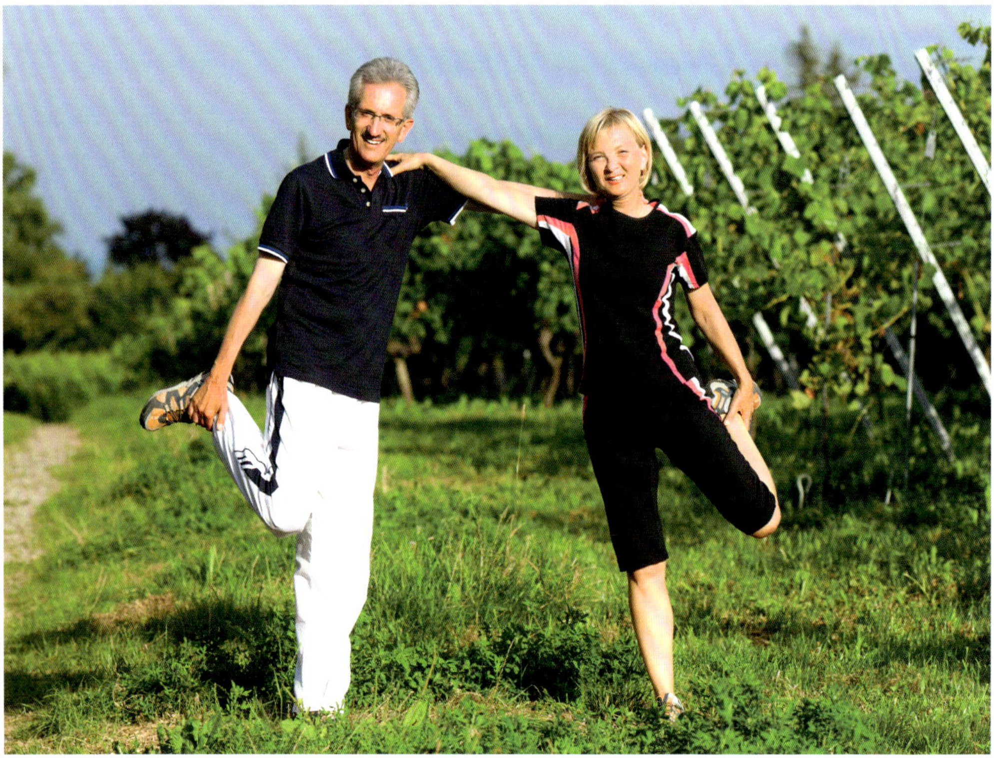

Nachfolgend Vorschläge für leichte Trainingsprogramme in verschiedenen Ausdauersportarten. Tragen Sie sich Ihre Trainingstermine in den Kalender ein, und halten Sie sich daran. Wählen Sie dafür die Tageszeit, die Ihnen am meisten behagt, zum Beispiel morgens vor dem Frühstück oder am frühen Abend. Diesen Rhythmus sollten Sie beibehalten – was übrigens auch für andere Lebensbereiche gilt, etwa die Mahlzeiten oder das Schlafengehen. Eine gewisse Stetigkeit der Tagesstruktur tut Ihrem Körper gut. Zu viel Schlendrian schlafft ab.

4 Wochen Nordic Walking

1. Woche	2 × 15 bis 20 Minuten
2. Woche	3 × 15 bis 20 Minuten
3. Woche	3 × 20 Minuten
4. Woche	2 × 20 Minuten und 1 × 30 Minuten

Materialtipp: Achten Sie auf gute Laufschuhe und die richtige Länge der Stöcke.

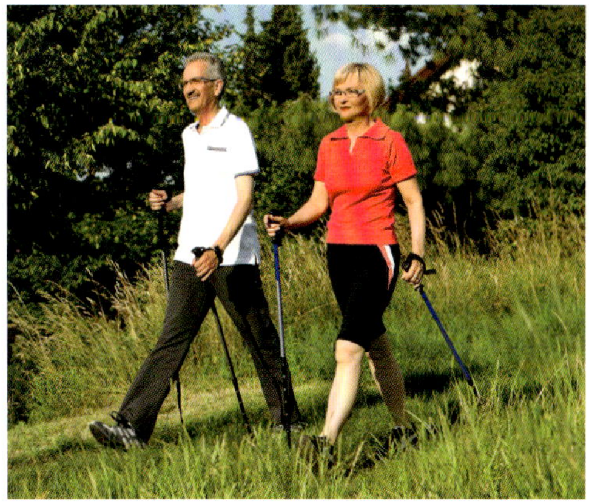

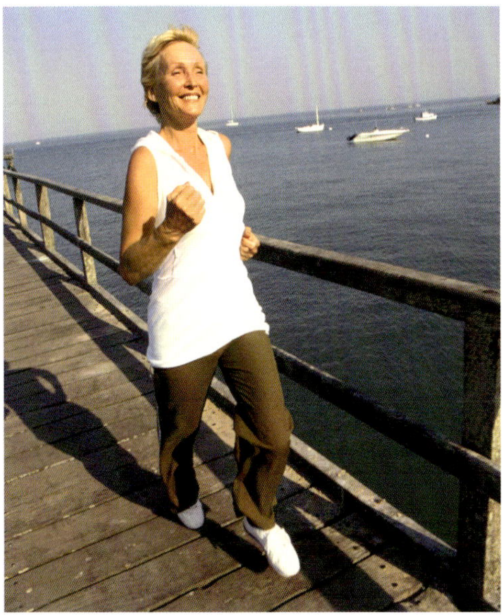

8 Wochen Laufen

1. Woche	2 × 10 Minuten
2. Woche	2 × 12 Minuten
3. Woche	3 × 10 Minuten
4. Woche	3 × 12 Minuten
5. Woche	3 × 15 Minuten
6. Woche	3 × 15 Minuten
7. Woche	3 × 18 Minuten
8. Woche	3 × 20 Minuten

Materialtipp: Gönnen Sie sich gute Laufschuhe, das schont die Gelenke.

4 Wochen Radfahren

1. Woche	2 × 20 Minuten
2. Woche	3 × 20 Minuten
3. Woche	3 × 20 Minuten
4. Woche	2 × 30 Minuten

Materialtipp: Am gelenkfreundlichsten ist das Trekkingrad (das gute alte Hollandrad), weil Sie hier keine gebückte Haltung einnehmen wie auf dem Rennrad.

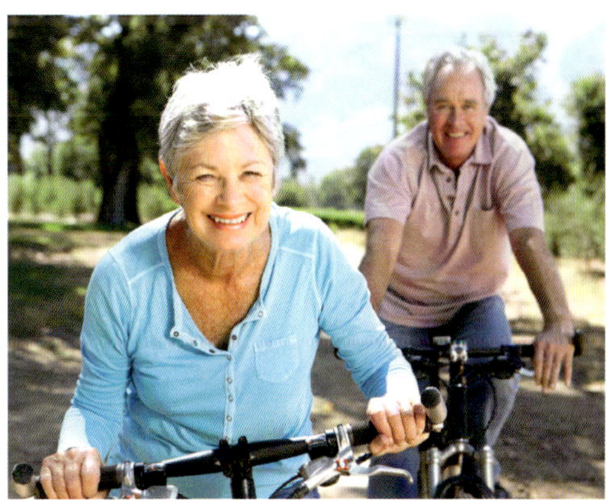

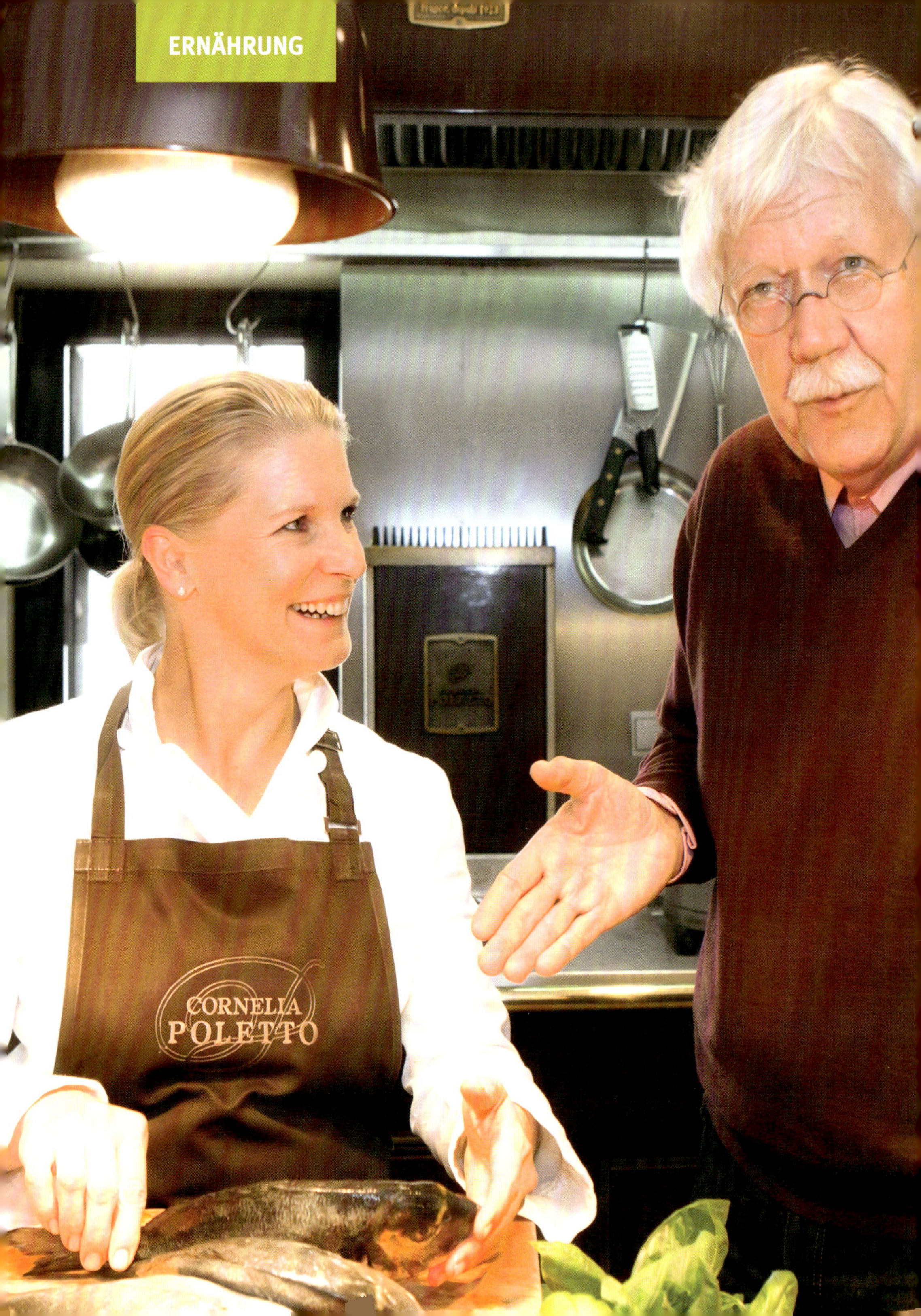
CORNELIA
POLETTO

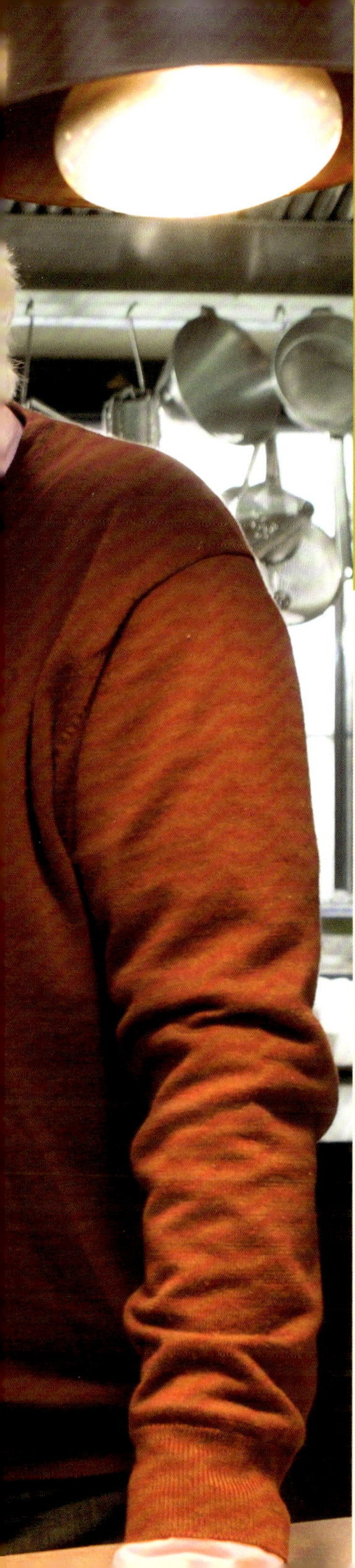

3

Ernähre Dich ausgewogen!

„Früher hat mich das Thema Ernährung weniger als wenig interessiert. Ich habe nie groß darüber nachgedacht, was ich esse und trinke. In den letzten Jahren merke ich aber immer mehr: Was ich zu mir nehme, hat erheblichen Einfluss darauf, wie fit ich bin und wie wohl ich mich fühle. Beides ist mir wichtig. In meinem Job wird von mir verlangt, dass ich voll da bin. Meine Frau Julia und meine vier Kinder wollen einen vitalen Mann und Papa. Auch in der Freizeit brauche ich Energie.
Insofern war ich nicht unglücklich, als mein Trainer Tim Tuchel mir auch nützliche Ernährungstipps gab, Happen für Happen. Heute habe ich einen Ernährungsplan. Morgens esse ich Joghurt mit frischen Beeren und Haferflocken. Abends gibt es bei uns Antipasti, viel Salat und öfter mal Krabben. Und Wasser ohne Ende. Wenn ich beim NDR auf Sendung bin, gehen in zwei Stunden zwei Flaschen Mineralwasser weg. Locker.
Wenn Sie auch nur einen Teil von dem beherzigen, was wir hier zusammengetragen haben, tun Sie Ihrem Körper hundertpro einen Gefallen. Und ich bin kein Klugscheißer. Mit ein bisschen Weitsicht fördern Sie Ihr Wohlbefinden. Ein guter Deal.“

In uns steckt noch der Höhlenmensch

Geht es Ihnen auch so? Kaum haben Sie ein paar Tage etwas reichlicher gegessen, bestraft Sie prompt die Waage. Denn der Körper hat die Chance genutzt, einen Teil des Nährstoff-Segens einzulagern.

Zu wissen, dass die Strafe auf dem Fuße folgen wird, verdirbt uns oft den Spaß am Essen. Im Grunde aber steckt hinter dieser körperlichen Reaktion ein über Jahrtausende bewährtes Überlebensprinzip: an guten Tagen mit üppigem Nahrungsangebot Polster für schlechte Zeiten anzulegen.

Wenn wir uns vor Augen führen, wie unsere frühen Vorfahren gelebt haben, ist es ein geniales System. Die Steinzeitmenschen waren Jäger und Sammler und dabei stark vom Glück und von der Jahreszeit abhängig. Mit ihren primitiven Waffen und Jagdmethoden gelang es ihnen keineswegs jeden Tag, ein Beutetier zu erlegen. Dazu gab es früher nur sehr begrenzte Möglichkeiten, Nahrungsmittel zu konservieren.

Vor diesem Hintergrund war es für unsere frühgeschichtlichen Ahnen unabdingbar, im Laufe des Jahres Reserven aufzubauen, ähnlich wie es Wildtiere heute noch tun. In den kalten Monaten mit stark verringertem Nahrungsmittelangebot konnte man dann davon zehren. Wohl dem, der etwas Speck auf den Rippen hatte.

Fett anzusetzen, Depots anzulegen, ist also eine Maßnahme des Körpers, die der Arterhaltung diente. Es gäbe uns sonst gar nicht mehr. Wer sich als guter Futterverwerter Energiereserven zugelegt hatte, war in der nächsten Hungerperiode klar im Vorteil.

Leider hat dieses geniale System einen gravierenden Nachteil: Unser Körper ist nicht mit der Zeit gegangen. Ausnahmsweise hat in diesem Punkt die Evolution einmal nicht funktioniert. Denn heute ist bekanntlich alles anders.

Leben im Schlaraffenland

In den Industrienationen leben wir im Überfluss. Uns stehen Nahrungsmittel in riesiger Auswahl zur Verfügung. Alles, worauf wir Appetit haben, ist erhältlich, zumeist sogar ganzjährig. Das Prinzip des Saisonalen ist in heutigen Supermärkten nahezu aufgehoben. Irgendwo auf der Welt wird ziemlich sicher das geerntet und dann im Flieger zu uns transportiert, worauf wir gerade Appetit haben. Der einzige begrenzende Faktor in diesem Schlaraffenland ist der Geldbeutel.

Gleichzeitig hat sich die Art und Zusammensetzung unserer Nahrung verändert. Wir essen immer mehr Fertigprodukte und Fast Food. Die vielen darin versteckten Kohlehydrate und Fette führen zu einer enormen Kaloriendichte dieser modernen Nahrungsmittel.

Unser Körper ist nicht mit der Zeit gegangen.

Vor allem aber haben sich unsere Lebensgewohnheiten rapide verändert. Homo sapiens, den modernen Menschen, gibt es seit rund 200.000 Jahren. Sesshaft geworden sind die bis dahin nomadisierenden Jäger und Sammler erst vor etwa 12.000 Jahren. Bis zur industriellen Revolution im 19. Jahrhundert mussten die weitaus meisten Arbeiten mit Muskelkraft verrichtet werden. Der Großteil der Bevölkerung war in der Landwirtschaft tätig und musste von Sonnenaufgang bis Sonnenuntergang im Schweiße des Angesichts malochen. Wer von A nach B wollte, musste in der Regel laufen. Selbst als man später Reittiere, Fuhrwerke und Kutschen einzusetzen gelernt hatte, standen die nur jenen zur Verfügung, die es sich leisten konnten.

So waren unsere Vorfahren ständig in Bewegung. Selbst als dann das Eisenbahn- und Automobil-Zeitalter angebrochen war, wurde im Alltagsleben immer noch reichlich Muskelkraft benötigt. Viele Leser werden sich noch lebhaft daran erinnern, was für eine Plackerei in ihrer Kindheit der wöchentliche Waschtag war. Da musste jedes einzelne Stück auf dem Waschbrett gescheuert und mühsam per Hand ausgewrungen werden. Dies alles kostete nicht nur (Lebens-)Kraft, vor allem der Frauen, sondern verbrauchte auch ordentlich Kalorien.

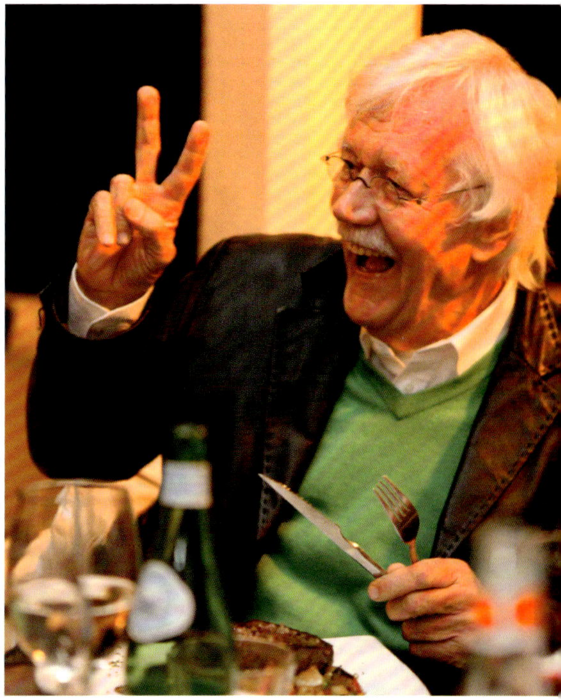

Gewusst wie: „Richtige“ Ernährung ist eine Synthese zwischen Einsicht und Genuss

Wir leben heute kalorienschonend

All dies ist inzwischen Geschichte. Wir bewegen uns im Auto oder mit öffentlichen Verkehrsmitteln und überlassen einen großen Teil der Hausarbeit den Maschinen. Unser Alltag ist in hohem Maße automatisiert. Wir sind Bewohner einer digital vernetzten Welt und können, wenn wir wollen, per Smartphone unseren Geräten daheim Startbefehle erteilen.

Und doch sind wir im Grunde nur äußerlich moderne Menschen. Denn in uns schlummert immer noch der Höhlenmensch. Unser Körper hat die Veränderungen um uns herum noch nicht so richtig mitbekommen. So legt er weiterhin seine Pölsterchen und Polster an, wenn er genug Energie zur Aufrechterhaltung der Körperfunktionen zugeführt bekommen hat – so, als könnte uns im nächsten Winter eine mehrmonatige Phase des Hungerns und Frierens in einer feuchtkalten Höhle bevorstehen.

Was lernen wir daraus? Wenn unser Körper nun einmal die Tendenz hat, das einzulagern, was er im Moment nicht braucht, und uns diese Polster stören, weil sie nicht gut aussehen und sogar ungesund sind, gibt es für uns nur zwei Möglichkeiten: Weniger Kalorien zuzuführen oder den Kalorienverbrauch durch Bewegung und Betätigung zu erhöhen. (In diesem Buch zeigen wir dazu leicht umsetzbare Möglichkeiten auf.)

Essen mit Verstand

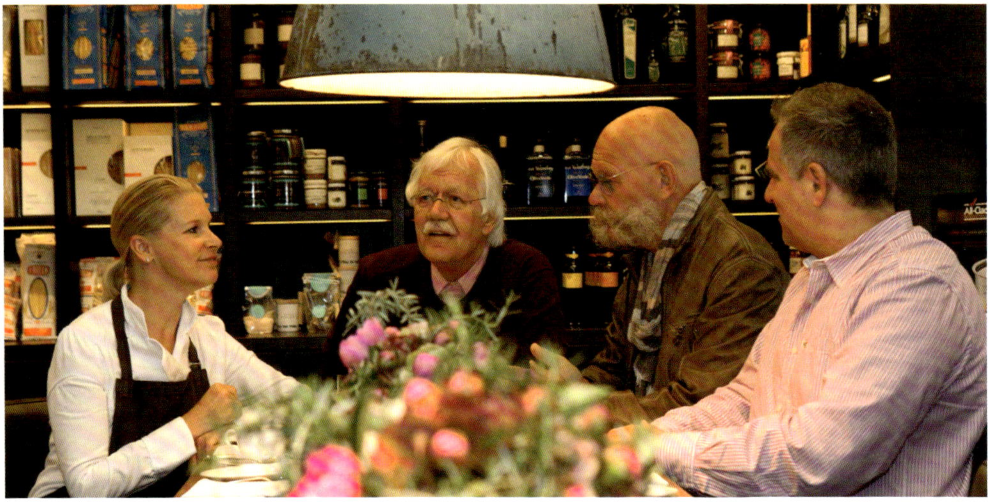

Warum setzen viele Menschen an und haben irgendwann Übergewicht und andere, die vielleicht genauso viel oder noch mehr zu sich nehmen, nicht? Auf diese Frage gibt es keine einfache Antwort. Aussagen wie „Dicke essen halt zu viel“ greifen zu kurz.

Neben der erblichen Veranlagung können Störungen im Hunger- und Sättigungszentrum sowie hormonelle Faktoren (z. B. Unterfunktion der Schilddrüse, Klimakterium der Frau, Insulinresistenz) eine Rolle spielen. Zudem ist das Essverhalten eine Verhaltensweise, die auch durch psychische und soziale Faktoren beeinflusst wird. Entscheidend aber ist, was und wie viel man isst und wie viel der zugeführten Energie der Körper wieder verbrennt.

Jeder Mensch hat einen Grundverbrauch an Kalorien, der von Alter, Größe, Geschlecht, Gewicht, Stoffwechsel und Muskelmasse abhängig ist. Allein der Verdauungstrakt benötigt jede Menge Energie. Hinzu kommt der Verbrauch durch körperliche Leistung in Arbeit und Freizeit.

Essen wir genau so viel, wie unser Körper verbraucht, halten wir unser Gewicht. Essen wir mehr, speichert er die überschüssige Energie in Form von Fett in den Fettzellen. Für uns Schlaraffenland-Bewohner gilt das in gesteigertem Maße: Wir essen zu viel, zu fett, zu zuckerreich und oft leider das Falsche.

Die Summe macht's

Nicht einzelne Lebensmittel machen dick, sondern die Gesamtmenge. Und nicht jeder regiert auf jedes Lebensmittel gleich. So nehmen manche Menschen vom regelmäßigen Feierabend-Bier zu, andere von zu vielen Süßigkeiten und zuckerhaltigen Lebensmitteln und manche eher von fettreichen Speisen. Die Fachleute sprechen von „den süßen“ oder „den deftigen“ Esstypen. Zu welcher Gruppe gehören Sie? Oder haben Sie von beidem etwas?

Essen und Getränke mit viel Zucker und „schnellen“ Kohlenhydraten führen durch die hohe Insulinproduktion zur Gewichtszunahme. Eine fettreiche Kost führt gleich aus mehreren Gründen zur Gewichtszunahme: hoher Kaloriengehalt, Schmackhaftigkeit und geringer Sättigungswert. Sind Sie schon einmal von einer einzelnen Bratwurst so richtig satt geworden?

Das verlorene Gefühl für die richtige Menge

Viele Menschen haben den Bezug zu den Mengen verloren, ihr Sättigungsgefühl funktioniert nicht mehr. Die Folge: Heißhungerattacken und permanentes Hungergefühl. Werden Essen und Getränke dann noch mit Fett kombiniert (z. B. Nudeln mit Käse-Sahnesoße oder Weißbrot mit Kräuterbutter), lagern sich diese Kalorien besonders schnell auf Ihren Hüften ab.

Hand aufs Herz: Oft essen wir nicht, weil wir Hunger haben, sondern Appetit. Von morgens bis abends sind wir Versuchungen ausgesetzt. Überall gibt es die Chance, etwas zu essen. Da wird man viel häufiger schwach, als man möchte: Wer dann noch unter Stress isst – oft gedankenlos nebenbei –, führt sich über den Tag verteilt viel mehr Kalorien zu, als er denkt. Andere trösten oder belohnen sich mit Schleckereien zwischendurch. Das summiert sich. Der natürliche Hungerinstinkt verkümmert. Essen wird zur Ersatzhandlung. Mit der Befriedigung des natürlichen Hungerinstinkts hat das dann nicht mehr viel zu tun.

Essen Sie bewusst und ohne Hast

Ein wichtiger Schritt hin zu einer ausgewogeneren Ernährung lautet daher: Nicht nebenbei essen, sondern bewusst. Speisen Sie mit allen Sinnen. Kauen Sie ausgiebig und genießen – erleben – Sie den Geschmack der Gerichte. Wer das Essen herunterschlingt, verzehrt meistens mehr als nötig. Anders ausgedrückt: Wer langsam isst, wird schneller satt.

Seien Sie wählerisch mit dem, was Sie zu sich nehmen. Das Beste ist gerade gut genug, und Gutes muss nicht zwangläufig teurer sein. Machen Sie sich stets bewusst: Die Zusammensetzung Ihrer Nahrung entscheidet darüber, ob und wie viel Energie Sie haben und wie sich Ihre Figur entwickelt.

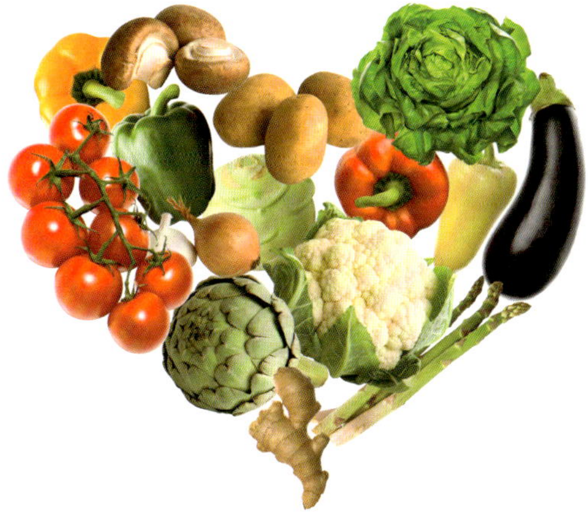

Essen ist ein zentrales Grundbedürfnis. Doch sollte es nicht triebgesteuert befriedigt werden, sondern auf Basis bewusster Entscheidungen.

Essen Sie zu festen Zeiten

Sie kennen den Spruch „Der Mensch ist ein Gewohnheitstier." Das mag zwar etwas platt sein, hat aber einen wahren Kern. Unser Körper gewöhnt sich an wiederkehrende Abläufe. Wer einen strukturierten Tageslauf hat, wird zu bestimmten Zeiten müde und wacht irgendwann ganz von allein fast pünktlich auf. Andere körperliche Abläufe stellen sich auf diesen Rhythmus ein, zum Beispiel die Verdauung.

Wer es schafft, jeden Tag zur gleichen Zeit zu essen, gibt dem Körper die Gewissheit, das regelmäßig Nachschub kommt. Damit wird der Reflex, Energievorräte zu bunkern ausgetrickst. Drei Mahlzeiten täglich – morgens, mittags und abends – sollten es auf jeden Fall sein. Manche Ernährungsexperten raten sogar dazu, am Vormittag und Nachmittag noch weitere Zwischenmahlzeiten zu sich zu nehmen. Dass sie dann nicht etwa fünfmal ordentlich „reinhauen", versteht sich von selbst.

Essen Sie (sich) gesund

Sie möchten sich satt essen, Ihre Mahlzeiten genießen, sich (hinterher) wohlfühlen und dennoch Kalorien sparen? Das ist durchaus möglich. Es kommt einfach darauf an, was Sie essen. Insofern schadet es nichts, sich zumindest ein wenig mit dem Thema Ernährung auseinanderzusetzen. In ihrem eigenen Interesse sollten Sie eine Vorstellung davon haben, was in den Lebensmitteln steckt, die Sie sich zuführen. Aber was ist „gut" und was eher nicht?

Nur wer informiert ist, kennt die Optionen. Wobei auch Nahrungsmittel, von denen wir wissen, dass sie die Tendenz haben, sich postwendend in Hüftgold zu verwandeln, hin und wieder einmal eine Sünde wert sein können. Wir sind ja alle keine Heiligen.

Gewicht halten oder abnehmen?

Was und wie Sie dann essen, hängt natürlich auch davon ab, was für Ziele Sie verfolgen. Vielleicht gehören Sie zu den Glücklichen, die mit ihrer Figur zufrieden sind und lediglich nicht zunehmen möchten. Dann dürfen Sie lediglich nicht mehr Kalorien zu sich nehmen, als Sie verbrennen. Einigermaßen gesund sollte Ihre Nahrung aber dennoch sein. Denn schließlich geht es nicht allein um das Körpergewicht, sondern vor allem doch um Ihr Wohlbefinden. Ihre Vitalität aber hängt in erheblichem Umfang von dem Kraftstoff ab, mit dem Sie Ihre Hochleistungsmaschine betanken.

Vielleicht möchten Sie aber auch gezielt abnehmen. Dann müssen Sie schon strenger mit sich sein. Denn in diesem Fall gilt es, sich weniger Kalorien einzuverleiben, als Sie verbrauchen, damit der Körper Vorräte abbaut – Kalorie für Kalorie.

In einem Kilogramm Körperfett sind 7.000 Kalorien Energie gespeichert. Um dieses eine Kilo wieder loszuwerden, müssen Sie also 7.000 Kalorien einsparen oder abtrainieren. Das erfordert Durchhaltevermögen. Wenn Sie es unter diesen Umständen schaffen, pro Monat zwei bis drei Kilo abzubauen, ist das schon ein toller Erfolg.

Vielleicht tröstet Sie folgende Erkenntnis: Ein gewisser Grad an Körperfett darf ruhig sein, damit Sie bei einer Erkrankung etwas „zum Zusetzen" haben, wie es im Volksmund heißt. Im Übrigen ist der Anteil an Körperfett auch geschlechtsabhängig. Bei Frauen liegt er von Natur aus etwa fünf bis zehn Prozent höher als bei Männern.

Wenn Sie nicht wissen, ob Sie im grünen Bereich liegen, kontrollieren Sie es doch einfach mit der Körperfettwaage. Dieses tolle Hilfsmittel liefert allerdings bisweilen „erschreckende" Ergebnisse ...

Langsam umgewöhnen

Halten wir fest: Wer durchstarten möchte, sollte wirklich auf seine Ernährung achten. Das bedeutet nicht zwangsläufig, aktiv zu fasten, sondern vor allem bewusst zu essen. Wenn Sie diesbezüglich Nachholbedarf haben, sollten Sie Ihr Essverhalten umstellen. Aber machen Sie es sich nicht unnötig schwer, und gehen Sie behutsam vor. Sie wissen ja: Der Geist ist willig, doch das Fleisch ist schwach.

Versuchen Sie also gar nicht erst, Ihr Leben innerhalb von ein paar Wochen völlig umzukrempeln und all das über Bord zu werfen, was Ihnen über Jahrzehnte in Fleisch und Blut übergegangen ist.

Wählen Sie stattdessen eine Politik der kleinen Schritte. Sparen Sie zum Beispiel am Anfang an Zucker und Fett, essen Sie mehr Gemüse als sonst und mehrmals täglich etwas Obst. Denn dann sind Sie schon auf dem richtigen Weg.

Durchblick zahlt sich aus

Alles schön und gut, werden Sie jetzt vielleicht sagen. Das klingt ja ganz einleuchtend, aber wie kann ich dieses Wissen auf meinen Alltag übertragen? Nun, das ist einfacher, als Sie denken, und Sie müssen dazu nicht erst Ernährungswissenschaften studieren. (Obwohl ein Seniorenstudium durchaus eine Idee wäre, wie wir in Kapitel 6 aufzeigen.)

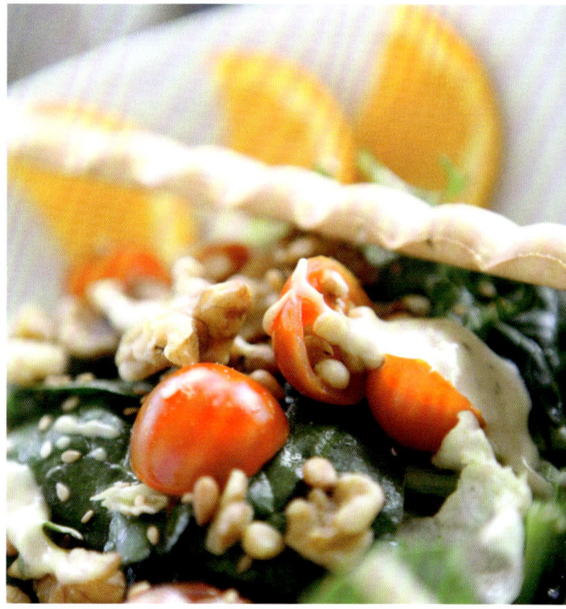

Auf den kommenden Seiten geben wir Ihnen Anregungen, wie Sie beim Frühstück, Mittagessen, Abendessen sowie zwischendurch gut, sinnvoll und gleichzeitig gesund essen können. Wir zeigen Ihnen, dass dies durchaus miteinander vereinbar ist, wie auch die bekannte Fernsehköchin Cornelia Poletto in ihren Ausführungen unterstreicht (siehe nächste Seite).

Für den flüchtigen Leser, der es lieber prägnant auf einen Blick haben möchte, hat uns die Ernährungsberaterin Meike Schmalstieg ein alltagstaugliches Baukastensystem erstellt. Es ist genial einfach. Wenn Sie verinnerlichen und umsetzen, was in der nachfolgenden Tabelle aufgeführt ist, können Sie viel erreichen. Sie brauchen nur zu wissen, was Ihrem Körper zu welcher Tageszeit besonders gut tut, und dann dürfen Sie im Rahmen der Optionen nach Herzenslust kombinieren. Und für jene, die es genauer wissen möchten, gehen wir nach dem Poletto-Interview noch etwas weiter in Tiefe.

	Morgens	Mittags	Abends
Ziel	**Der Körper braucht Energie:** Kohlenhydrate, komplexe Kohlenhydrate, Vollkorn	**Gesunde Mischkost:** Energie und Vitalstoffe, Ballaststoffe, ergänzt durch hochwertiges Eiweiß	**Vorbereitung auf die nächtliche Regeneration:** Eiweiß, Vitalstoffe sind jetzt wichtige Baustoffe
Das dürfen Sie genießen	• Vollkornbrot • Vollkornmüsli ohne Zucker • Vollkornbrötchen • herzhafter Aufstrich • wenig süßer Aufstrich • Obst • Trockenfrüchte • Leinsamen	• Gemüse • Salat • Walnüsse • Obst • Hülsenfrüchte • Mais • Fisch, Fleisch, Geflügel • 1 Handvoll (gekochte) Beilagen: Vollkornreis, Kartoffeln, Vollkornnudeln	• Fleisch • Fisch • (wenig) Käse • Walnüsse • viel Salat • viel Gemüse

EXPERTEN-INTERVIEW: CORNELIA POLETTO

JE FRISCHER DIE ZUTATEN, DESTO GRÖSSER DAS GESCHMACKSERLEBNIS

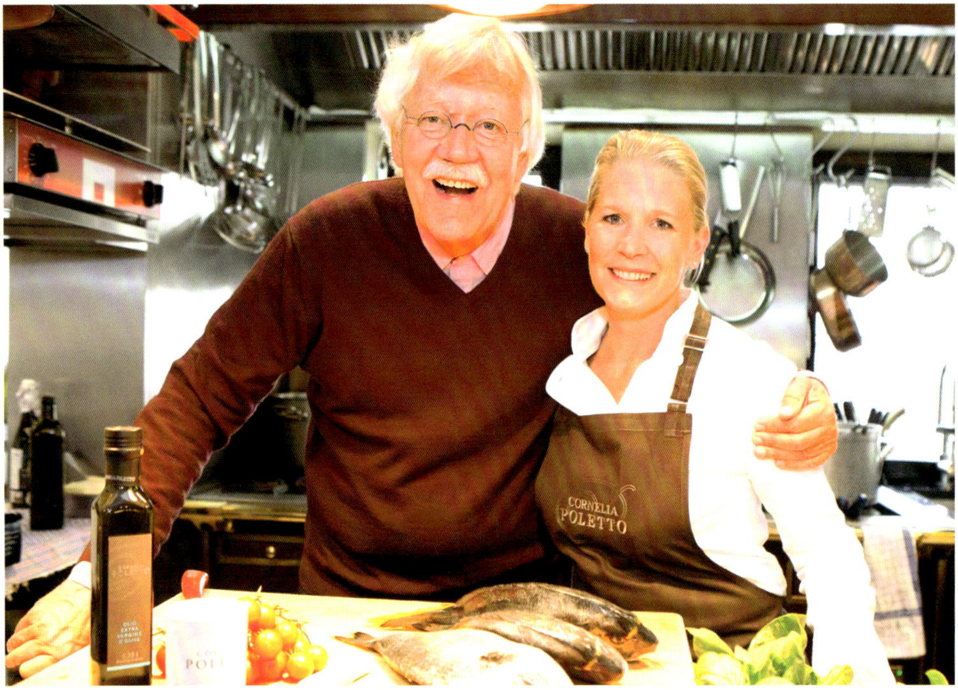

Nach 20 Jahren Sterneküche eröffnete Cornelia Poletto im Juni 2011 einen Feinkostladen mit angeschlossenem Restaurant in Hamburg-Eppendorf: das „Cornelia Poletto". Sie hat mehrere Kochbücher veröffentlich (u. a. „Polettos Kochschule – Meine schnelle Küche für jeden Tag") und kocht regelmäßig im TV, zum Beispiel in ihrer eigenen Sendung „Polettos Kochschule" (NDR) und bei „Lanz kocht!" (ZDF).
Webseite: www.cornelia-poletto.de

Welchen Stellenwert hat in Ihrer Küche der Aspekt „gesunde Ernährung"?

Gesunde Ernährung hat in meiner Küche einen hohen Stellenwert. Denn sie ist unser „Motoröl". Sich gesund zu ernähren, bedeutet übrigens nicht, dass der Geschmack auf der Strecke bleibt.

Manch einem graust es vor dem Begriff „gesund" im Kontext von Essen und Genuss. Ausgewogen kochen und essen bedeutet für solche Skeptiker „Das kann doch gar nicht lecker schmecken!"

Ganz im Gegenteil. Und durch Einflüsse aus anderen Küchen oder verschiedene Öle, Kräuter und Gewürze kann man noch zusätzlichen Geschmack in gesundes Essen bringen.

Was sind in diesem Zusammenhang Ihre persönlichen „goldenen Regeln"?

Am allerwichtigsten ist es, das Produkt – zum Beispiel ein schönes Stück Fleisch oder Fisch – in den Mittelpunkt zu stellen. Es ist schließlich der Hauptdarsteller eines jeden Essens und muss mit entsprechendem Respekt und mit Vorsicht behandelt werden. Ich benutze reine Natursalze, feinste Öle und bemühe mich, Gemeinheiten wie Butter und Sahne auszuklammern.
Besonders schön finde ich es auch, meine mediterrane Küche mit regionalen Produkten zu verbinden. Grundsätzlich gilt nämlich: Je kürzer der Weg der Ware, desto größer das Geschmackserlebnis.

Wie halten Sie es mit dem Fett? Einerseits wird es als Geschmacksträger gebraucht, andererseits hat es bekanntlich auch seine Tücken. Kann man überhaupt mit wenig Fett schmackhaft kochen?

Es kommt auf das richtige Fett und auf den durchdachten Einsatz von kalt gepressten oder auch aromatisierten Ölen an. Mit denen kann man, selbst wenn man sie nur tröpfchenweise verwendet, wahre Geschmacksexplosionen hervorrufen. Tierische Fette sollte man häufiger mal durch ein gutes Pflanzenöl ersetzen.

Wie gehen Sie mit Zucker um, der ja auch zwei Seiten hat? Womit süßen Sie?

Meinen Kaffee süße ich mit einem Löffel Vollrohrzucker anstatt mit weißem raffiniertem. Die Zuckermengen in vielen Dessertrezepten kann man grundsätzlich etwas verringern, da sie oftmals zu süß sind. Bei fruchtigen Desserts reicht manchmal auch der natürliche Fruchtzucker reifer Früchte. Eine andere Alternative ist Süßstoff aus Stevia.

Haben Sie bei Ihren Restaurant-Gästen und ganz allgemein den Eindruck, dass heute bewusster gegessen wird als früher?

Ja, ich denke schon, dass immer mehr Menschen verstehen, dass es uns mit ein bisschen Bewegung und gesundem Essen besser geht. ■

„AN APPLE A DAY KEEPS THE DOCTOR AWAY"

Das englische Sprichwort haben Sie sicher schon mal gehört: Ein Apfel pro Tag hält dich gesund. Da liegen wir in Deutschland gar nicht so schlecht, denn der Apfel ist statistisch gesehen eindeutig unser beliebtestes Obst. 17 Kilo Äpfel verzehren die Deutschen pro Kopf und Jahr – und fahren damit intuitiv sehr gut. Denn Äpfel haben es in sich.

Der Ballaststoff Pektin hilft dem Darm Cholesterin zu binden – eine Vorbeugung gegen Arteriosklerose. Gleichzeitig sorgt Pektin für eine langsamere Aufnahme von Zucker im Darm und bremst damit den Blutzuckerspiegel. Der Wirkstoff Quercetin erhöht die Gedächtnisleistung und wirkt vorbeugend gegen Demenz und Alzheimer. Die Vitamine C und E sowie Folsäure helfen bei Stress. Und wer die Schale mitisst, „pflegt" den Darm.

Auch wenn diese Einzeleffekte sicherlich je nach Apfelsorte variieren, kommt doch eine Menge zusammen. Vor allem: Äpfel schmecken ja auch gut und sollten in Ihrer Obstschale deshalb nie fehlen.

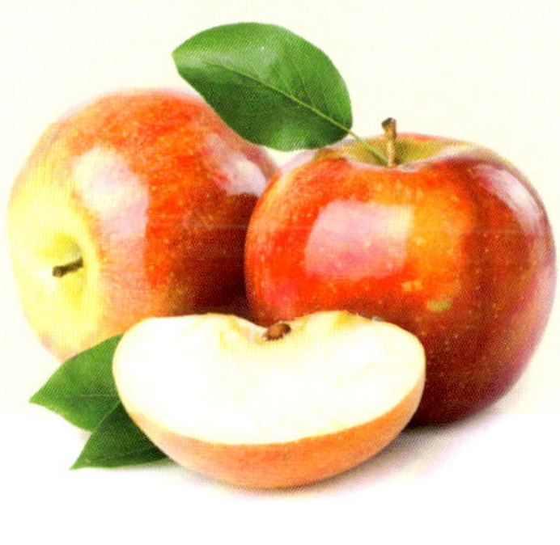

Wie ein Kaiser: das Frühstück

Sicherlich kennen Sie den alten Spruch „Morgens wie ein Kaiser, mittags wie ein König, abends wie ein Bettelmann". Wie die meisten Volksweisheiten hat auch diese einen wahren Kern.

Ein gutes Frühstück ist wichtig. Punkt. Die im Ausland weit verbreitete Angewohnheit, kein oder nur ein spärliches Frühstück zu sich zu nehmen und dafür abends ausgiebig zu tafeln, widerspricht den Energiebedürfnissen unseres Körpers. Eigentlich sagt einem das schon der Menschenverstand: Am Morgen müssen wir unsere Maschine so anheizen, dass sie aus dem nächtlichen Stand-by-Modus wieder in volle Betriebsbereitschaft kommt.

Und da spielen hochwertige Kohlenhydrate eine wichtige Rolle. Der Begriff „Carboloading" trifft den Nagel auf den Kopf: Wir laden unsere Batterien mit Kohlenhydraten auf. Auf dass die Lokomotive so richtig unter Dampf kommt. Beim Frühstück dürfen Sie also tendenziell ausgiebiger zuschlagen als bei den Mahlzeiten im späteren Verlauf des Tages.

Dennoch gibt es auch beim Frühstück keinen Freibrief. Die Grundempfehlung, bewusst und konzentriert zu essen, gilt auch hier. Qualität ist Trumpf. Vollkorn-Produkte oder Schwarzbrot statt Baguette oder Croissants. Lachs oder magerer Schinken statt Mett und Mortadella. Quark mit Marmelade oder Honig statt zwei Zentimeter Nutella.

Komponente 1: Obst	Komponente 2 Kohlenhydrate/Carbon	Komponente 3 Eiweißträger	Komponente 4 Fette & Co.
• Äpfel • Orangen • Bananen • Beeren • saisonale Früchte wie Erdbeeren, Kirschen und Pflaumen	• Vollkornbrot • Vollkornbrötchen • Knäckebrot	• Milch (fettarm) • Sojaprodukte • Joghurt • Eier • Magerer Aufschnitt • Fisch (z. B. Lachs)	• Butter • Margarine mit hohem Anteil mehrfach ungesättigter Fettsäure • Konfitüre • Honig

GUT ZU WISSEN

Diese „schnellen" Kohlenhydrate sollten Sie mit Vorsicht genießen:

- Gebäck und Kekse
- Süßigkeiten, gesüßte Cerealien
- Cola, Limonaden, Malzbier
- Weißes Brot/Brötchen

Diese „langsamen" Kohlenhydrate bringen Sie weiter:

- Vollkornbrot , Müsli
- Naturreis, Vollkornnudeln
- Beerenobst
- Erbsen, Bohnen

Achtung: Alle Mengenempfehlungen sind auf Menschen ausgerichtet, die auf ihre Figur und damit die Kalorien achten müssen. Wer schlank und rank ist, kann gern mehr essen.

Energiebringer: Kohlenhydrate

Kohlenhydrate liefern uns schnell verfügbare Energie. Sportler wissen das und essen vor ihren Matches gern eine große Portion Pasta. Zwar enthalten Kohlenhydrate nur halb so viele Kalorien wie Fett (pro Gramm vier Kalorien), aber das heißt nicht, dass man nach Herzenslust zuschlagen darf. Denn es gibt zwei unterschiedliche Typen von Kohlenhydraten: „schnelle" und „langsame". Wer das weiß, kann es im Speiseplan berücksichtigen.

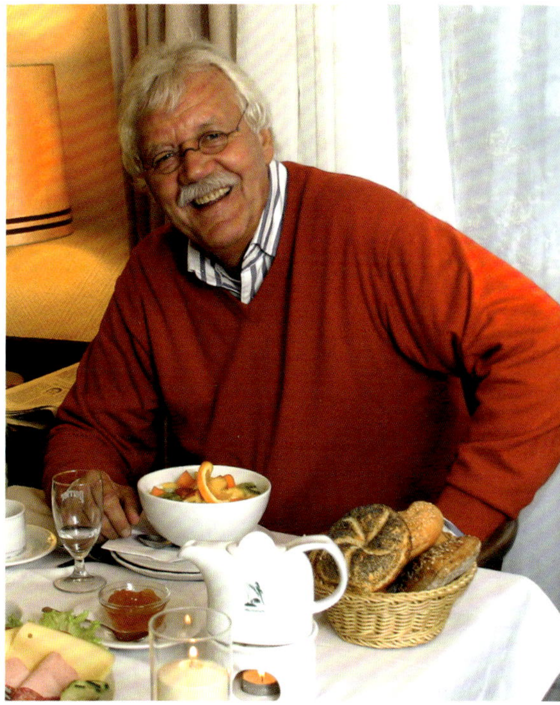

Vorsicht Insulinfalle

Wenn Sie Süßigkeiten, Gebäck und Weißmehlprodukte essen, gezuckerte Limonade, reine Fruchtsäfte oder Bier trinken, steigt Ihr Blutzucker rapide an. Die Folge: Der Körper muss vermehrt Insulin erzeugen. Dieses körpereigene Hormon sorgt dafür, dass der Zucker schnell wieder abgebaut wird. Prompt fühlen Sie sich bald „unterzuckert" und haben wieder Hunger. Nachschub muss her. Wer jetzt erneut zu etwas Süßem greift, gerät leicht in einen Teufelskreis.

Die ständige Insulinproduktion der Bauchspeicheldrüse wirkt also wie eine Mastkur. Reinen Zucker wandelt unser Körper mit Begeisterung in Fettpolster um. Deshalb sind „schnelle" Kohlenhydrate Dickmacher.

Die Auswahl macht's

Ganz anders wirken die „langsamen" Kohlenhydrate. Sie geben ihren Zucker nach und nach ins Blut frei. Der Insulinpegel steigt und fällt gleichmäßig. Zudem ist diese Gruppe der Kohlenhydrate reich an Ballaststoffen. Sie füllen den Magen, erzeugen damit ein Sättigungsgefühl und bringen außerdem die Verdauung in Schwung. Also: Kohlenhydrate ja. Aber aufpassen, welche. Greifen Sie also bevorzugt zu Vollkornprodukten und Naturreis. Unser Infokasten hilft Ihnen bei der Auswahl.

Erfolgsformel zum Abnehmen: GLYX

Gerade wenn Sie abnehmen möchten, sollten Sie sich mit dem „GLYX" beschäftigen. Der glykämische Index gibt an, wie ein Lebensmittel den Insulinspiegel beeinflusst. Steigt der nach dem Verzehr rasch an, hat es einen hohen GLYX. Solche Lebensmittel fördern den Appetit bis hin zum Heißhunger und verhindern den Fettabbau. Die Folge: Man nimmt zu. Alles, was viel Zucker enthält, hat einen hohen GLYX.

Lebensmittel mit niedrigem GLYX wirken umgekehrt. Sie lösen kein schnelles Steigen und Fallen des Insulinspiegels aus. Das Sättigungsgefühl hält länger an – und auf Dauer nehmen Sie ab. (Zum Thema „GLYX" gibt es viele Ratgeber mit Rezeptvorschlägen.)

Leicht und lecker: das Mittagessen

Ihr Lunch steht unter dem Motto „Gesunde Mischkost". Hier werden die Kohlenhydrate bereits etwas zurückgedrängt zugunsten von gutem Eiweiß sowie Gemüse und Salat. Gönnen Sie sich gern ein mageres Stück Fleisch oder Fisch bzw. – wenn Sie Vegetarier sind – einen Soja-Hauptgang. Dazu können Sie Salat und Gemüse nahezu jeder Menge essen, vorausgesetzt Sie halten sich mit fetten Dressings zurück und schränken die Butter und Sauce Hollandaise über dem Gemüse ein.

Sie werden feststellen: Je weniger Kohlenhydrate Sie zu Ihrem Eiweiß essen, desto leichter bekömmlich ist das Mittagsmahl und desto weniger müde werden Sie sein. Das geht dann schon Richtung Trennkost*. Salat und Gemüse hingegen sind „neutral" und belasten Sie nicht.

** Bei der Trennkost wird vermieden, Kohlenhydrate und Einweiße gleichzeitig zu sich zu nehmen. Gemüse und Salat gelten als neutral und passen immer.*

Komponente 1: Gemüse und Salat	Komponente 2 Eiweißträger	Komponente 3 Kleine Menge Kohlenhydrate	Komponente 4 Süßes/Dressing
Gemüse und Salat, so viel Sie mögen: • Zucchini • Erbsen • Pilze • Spinat • Tomaten • Broccoli • Auberginen • Paprika • Mais • Bohnen/Linsen • Blattsalat • Ruccola	**Eiweißträger gebraten, geschmort, gekocht:** • Fisch (Lachs, Makrele, Hering ...) • Geflügel ohne Haut • Mageres Schwein, Rind • mageres Hackfleisch • Lamm	**Je eine Handvoll gekochte Vollkorn-Beilage pro Mahlzeit:** • Reis • Nudeln • Ebli Vollweizen • Bulgur • Hirse • Quinoa • Kartoffel	**Kalte Soße für Salat, Gemüse:** 2/3 Joghurt, 1/3 Salatcreme, Curry, Tiefkühlkräuter, Tomatenmark **Warme Variante:** 70 ml Kokosmilch, 1 Teelöffel Ingwer, Currypaste (grün/rot/gelb)

CLEVERE AUSWAHL VON FETTEN

Milch und Milchprodukte liefern wertvolles Eiweiß und Kalzium, können aber auch viel Fett enthalten. Seien Sie beim Käse wählerisch. Es gibt ein gutes Angebot leichter Sorten unter 40 Prozent „Fett i. Tr.". Bei Milch und Joghurt reichen 1,5 Prozent. Fruchtjoghurts und Joghurtdrinks enthalten oft viel Zucker. Lieber selber machen.

Butter oder Margarine – hier scheiden sich die Geister. Eine gute Margarine ist reich an ungesättigten Fettsäuren, aber nicht weniger fett. Streichfett eher sparsam verwenden und öfter mal durch Magerquark ersetzen.

Bei **Fleisch und Wurst** lautet die Devise „möglichst mager". Lieber auf Fettränder und Geflügelhaut verzichten. Paniertes und Frittiertes meiden. Auch beim Brotbelag empfehlen sich magere Varianten wie gekochter Schinken, Braten und Lachsschinken.

Gute **Öle** enthalten wertvolle Stoffe. In Raps- und Olivenöl (möglichst kalt gepresst) stecken einfache ungesättigte Fettsäuren, Sonnenblumen-, Distel- oder Maiskeimöl enthalten mehrfach ungesättigte Fettsäuren. Solche Fettsäuren kann der Körper nicht selbst herstellen. Er braucht sie aber.

Nährstoff mit Gehalt: Fett

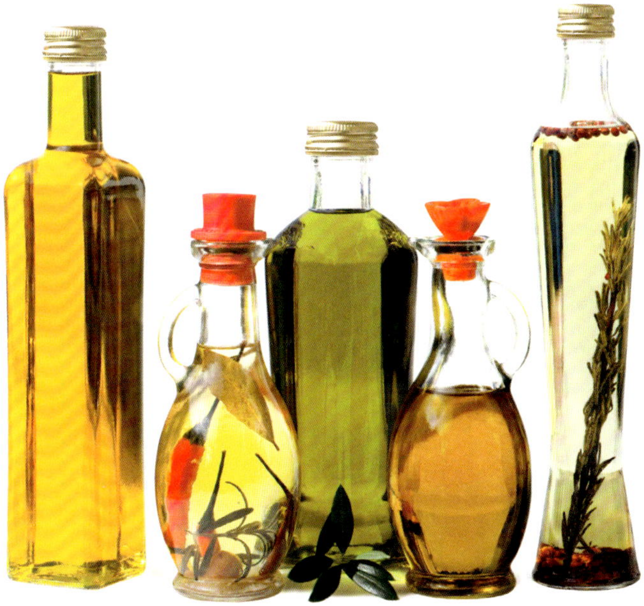

Fett ist der Nährstoff mit dem höchsten Energiegehalt. Ein Gramm Fett enthält satte neun Kalorien und damit gut doppelt so viel wie die gleiche Menge Kohlenhydrate. Wer sein Gewicht halten möchte, sollte pro Tag nicht mehr als 60 bis 80 Gramm Fett zu sich nehmen. Wer abnehmen möchte, muss sich sogar noch mehr einschränken. Die meisten Menschen essen aber deutlich mehr Fett. Allein eine Bratwurst mit Pommes „rot-weiß" enthält schon die empfohlene Tagesration.

Das Tückische ist, dass viele Fette sich verstecken: in Wurst, Käse, Gebäck und Fertiggerichten. Leider ist Fett ein wichtiger Geschmacksträger, so dass fettreduzierte Lebensmittel häufig weniger gut schmecken. Hinzu kommt, dass Fett selbst kaum satt macht.

Doch: Würden Sie überhaupt kein Fett mehr essen, wäre das auch nicht gesund. Der Körper braucht die lebenswichtigen Fettsäuren, zum Beispiel um fettlösliche Vitamine nutzen zu können.

Die Kunst besteht also darin, die richtigen Fette zu verwenden, gleichzeitig aber die Menge im Auge zu behalten. Denn auch die guten Fette enthalten Kalorien, und das nicht zu knapp. Die Faustregel lautet: Ein Esslöffel Fett bringt 90 Kalorien mit.

VORSICHT DICKMACHER!

- Fast Food und kaloriengeladene Fertiggerichte
- Fettes Fleisch und fette Wurst
- Paniertes und Frittiertes
- Fettreiches Gebäck (z. B. Croissants und Blätterteig)
- Käse mit mehr als 45% F. i. Tr. Bzw. über 20% Fett absolut
- Gerichte/Lebensmittel mit Sahne
- Knabberartikel wie Chips und Erdnussflips
- Süßigkeiten
- Alkohol

Eher schlicht: das Abendesssen

Ein ernährungsbewusstes Abendessen unterscheidet sich von dem, was viele von uns aus der Kindheit gewohnt sind und vielleicht auch persönlich gern mögen. Die typisch deutsche deftige „Brotzeit" mit belegten Broten ist nach Meinung der meisten Ernährungsexperten nicht angesagt. Im Gegenteil: Kohlehydrate (und damit eben auch Brot und Pizza) sollten eine Nebenrolle spielen. Die braucht der Körper nämlich vor allem dann, wenn er schnell Energie bereitstellen soll, morgens also. Abends sind Käse, Aufschnitt, Fleisch und Fisch (alles möglichst mager) angesagt, zusammen mit Salat, Gemüse und Rohkost.

TRAINER-TIPP

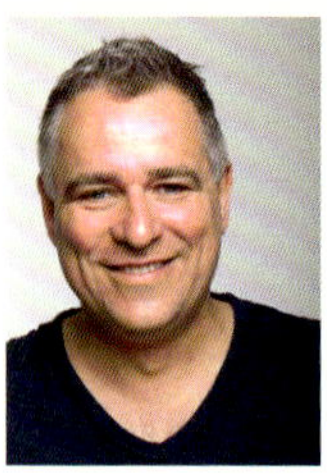

Tim Tuchel,
Sportphysiotherapeut

„Beim Abendessen können Sie nach Herzenslust Gemüse und Salat verspeisen: Zucchini, Pilze, Spinat, Broccoli, Auberginen, Paprika, Möhren, Lauch, Blattsalat, Tomaten, Zwiebeln... Gern etwas Eiweiß wie Geflügel, mageres Hackfleisch, Lamm und Fisch. Oder Schafskäse. Sofern Sie nicht mit einem fetten Dressing „sündigen", ist das ein leichtes schmackhaftes Essen. Die genannten Komponenten können Sie in unzähligen Varianten kombinieren. Aber Achtung: Wenn Sie nicht zunehmen wollen, sollten Sie das Brot weglassen!"

SO VIEL MUSS SEIN

Um Ihren Tagesbedarf zu decken, sollten Sie täglich etwa 0,8 Gramm Eiweiß pro Kilo Körpergewicht essen. Wer also 60 Kilo wiegt, braucht pro Tag etwa 50 Gramm Eiweiß. Bei 90 Kilo sind es bereits 72 Gramm.

Die folgende Auflistung gibt Ihnen Anhaltspunkte:

- zwei Scheiben Vollkornbrot (100 g): 7 g Eiweiß
- 50 g Müsli: 5 g
- eine Scheibe Käse (30 g): 7 g
- eine Scheibe Kochschinken (30 g): 6 g
- 150 g mageres Fleisch oder Fisch: 30 g
- ein Ei: 7 g
- ein Teller Hülsenfrüchte (Erbsen, Bohnen, Linsen): 30 g
- eine Tasse fettarme Milch (250 ml): 9 g
- 1 Becher Naturjoghurt (250 g): 8 g

Geschickt kombiniert

Wenn man tierische und pflanzliche Eiweißträger kombiniert, kann das unser Körper besonders gut verwerten.

Ideale und bewährte Duos sind

- Pellkartoffeln mit Quark oder Rührei
- Müsli mit Milch oder Joghurt
- Vollkornbrot mit Käse
- Magerquark mit Rohkost

Hauptbaustoff unseres Körpers: Eiweiß

Wussten Sie, dass Ihr Körper im Wesentlichen aus Eiweiß aufgebaut ist? Man kennt 20 Aminosäuren, das sind winzige Eiweiß-Elemente. Gleich mehrere davon kann der Körper nicht selbst herstellen.

Ihre Muskeln sind auf eine kontinuierliche Eiweißzufuhr angewiesen. Sie brauchen das Protein für Aufbau, Arbeit und Fettverbrennung. Deshalb sollten Sie darauf achten, auch täglich Eiweiß zu sich nehmen. Die gängige Empfehlung lautet: etwa 0,8g pro kg Körpergewicht Ein 60 kg schwerer Mensch benötigt also ca. 50 g Eiweiß pro Tag, ein 80 kg schwerer Mensch ca. 65 g täglich. Diese Menge sollten Sie problemlos über die normale Nahrung zusammenbekommen. Zusätzliche Eiweiß-Shakes sind also nicht vonnöten. Es sei denn, Sie sind Hochleistungssportler oder Bodybuilder. Die brauchen in der Tat extra viel Protein.

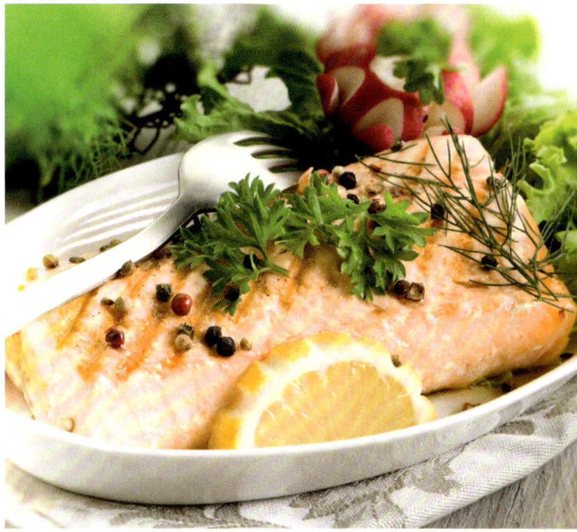

Das perfekte Doppel: tierisch und pflanzlich

Bekanntlich unterscheidet man zwischen tierischem Eiweiß (z. B. in Fleisch, Fisch, Eiern und Milchprodukten) und pflanzlichem Eiweiß (z. B. in Kartoffeln, Getreideprodukten, Soja und Hülsenfrüchten). Kombinationen von tierischen mit pflanzlichen Eiweißträgern kann unser Körper ganz besonders gut ausnutzen. Ideale „Doppel" sind z. B. Pellkartoffeln mit Quark, Müsli mit Joghurt oder Milch, Kartoffeln mit Rührei, Vollkornbrot mit Käse. Merken Sie etwas? Das sind alles Dinge, die schon unsere Großeltern gern zusammen gegessen haben – ohne ernährungswissenschaftliche Grundlage.

Wenn Sie also die richtigen Nahrungsmittel kombinieren, ist Ihr Eiweißbedarf immer ausreichend gedeckt. Aber Vorsicht: Eiweißhaltige Lebensmittel können auch Fettfallen sein. Fette Fleisch- und Wurstsorten, fettreicher Käse und Sahnesoßen machen dick und schlapp. Bevorzugen Sie deshalb die mageren Varianten. Das hält Sie fit und schlank.

Eiweiß ruft nach Vitaminen

Um das Eiweiß optimal aufzunehmen, brauchen wir aber auch Vitamine. Essen Sie daher zu Fleisch oder Fisch einen Salat oder Gemüse. Joghurt, Quark oder Müsli bereichern Sie sinnvoll mit etwas Obst, zur Brotmahlzeit passt etwas Frisches, wie Gurken, Paprikaschoten oder Tomaten. Vieles davon machen Sie sicher ohnehin schon. Gut so!

Besonders wichtig ist die Einweißversorgung, wenn Sie abnehmen wollen. Steht nicht genug Eiweiß zur Verfügung steht, zieht Ihr Körper es einfach aus den Depots in der Muskulatur ab. Statt Energie abzubauen, verlieren Sie Muskelmasse. Ihr Grundumsatz sinkt und Sie nehmen schneller wieder zu – das Gegenteil von dem, was Sie erreichen wollten. Aber auch zu viel Eiweiß hat Nachteile, denn es verstopft die Arterien.

Zwischendurch

Unabhängig von den drei klassischen Tagesmahlzeiten haben die meisten auch zwischendurch Hunger. Oder sagen wir besser: Lust aufs Essen? Das ist ganz normal. Aber Achtung: Wer bei den eigentlichen Mahlzeiten seine Nahrung bewusst auswählt, sich zwischendurch aber gedankenlos irgendwelchen Schrott hineinstopft, macht alles wieder zunichte. Gerade die vielen kleinen, über den Tag verteilten Happen nebenbei läppern sich nämlich.

Lassen Sie die Süßigkeiten, Müsliriegeln, Kekse, süßen Joghurts und kalorienhaltigen Puddings oder Milchreis-Becher. Steigen Sie um auf Naturjoghurt oder Quark mit einem Löffel Honig. Essen Sie ein gekochtes Ei, einen Eiweiß-Shake, ein paar Nüsse. Oder Sie wählen Ihren Snack gleich aus der Abteilung Obst und Gemüse.

Fünf am Tag

Obst und Gemüse haben für unseren Körper enorme Bedeutung. Denn sie enthalten zusätzlich zu all den Vitaminen und Mineralien auch noch andere Stoffe, die vor Krankheiten schützen und das Immunsystem stärken. Dies sind die sogenannten sekundären Pflanzenstoffe, die für den Duft, das Aroma und die Farbe der Pflanzen sorgen und sie vor schädlichen Umwelteinflüssen schützen sollen. Wenn Sie es schaffen, insgesamt fünf Portionen (Hände voll) Gemüse, Salat, Frischkost und Obst am Tag zu essen, so ist Ihre Vitaminversorgung schon zum größten Teil gedeckt. Auch die Mineralstoffe Kalium, Magnesium und Calcium sind hier reichlich enthalten. Zusätzlich Vollkornprodukte, Joghurt und Käse sowie abwechselnd Fleisch, Fisch, Hülsenfrüchte und Eier, und Sie sind mit diesen Vitalstoffen absolut „top" versorgt!

VITAMINE UND MINERALSTOFFE

Vitamin	Funktion im Körper	Quellen in der Nahrung
A und ß-Carotin (Vorstufe Vitamin A)	Schützen Haut und Augen; fördern Widerstandsfähigkeit und machen vital	Rotes, orangefarbenes und gelbes Gemüse, Salate, Früchte, Eigelb, Leber, Fisch, Milchprodukte
B-Vitamine	Energieerzeugung in den Muskeln; wichtig für Nervenstärke und Blut sowie für den Kohlenhydrat-, Fett- und Eiweißstoffwechsel	Grünes Blattgemüse, Kartoffeln, Hülsenfrüchte, Vollkornprodukte, Müsli, Haferflocken, Hefe, Nüsse, mageres Fleisch, Fisch, Eier, Milchprodukte
C	Stärkt Immunsystem; schützt Zellen; kurbelt Fettverbrennung an	Frischobst (Johannisbeeren, Zitrusfrüchte, Kiwis), Gemüse, Salat, Paprika, Kräuter, Kartoffeln
D	Macht Knochen hart; hat hormonähnliche Eigenschaften	Fisch, Eigelb (wird auch durch Sonneneinstrahlung auf unsere Haut gebildet)
E	Schützt Zellen und Herz; wichtig für den Muskelstoffwechsel	Margarine, Nüsse, Weizenkeime, Vollkornhaferflocken, hochwertige Öle
Folsäure	Sorgt für frische Zellen; wichtig für Nerven und den Eiweißstoffwechsel	Grünes Blatt- und Kohlgemüse, Lauch, Spargel, Salat, Bananen, Vollkornprodukte, Nüsse
K	Beteiligung an Blutgerinnung	Grünes Gemüse, Tomaten, Sauerkraut, Getreide, Milch

Mineralstoff	Funktion im Körper	Quellen in der Nahrung
Magnesium	Wichtig für Muskeln, Nerven und Konzentration; hilft bei Fettverbrennung	Obst (Bananen und Kiwis), Hülsenfrüchte, Spinat, Grünkohl, Kartoffeln, Fenchel, Vollkornprodukte, Reis, Nüsse, Kakao, Mineralwasser mit mehr als 50 mg Mg pro Liter
Kalium	Wichtig für Nerven und Muskelarbeit; entwässert	Gemüse, Salate, Obst (Bananen und Aprikosen), Nüsse, Kartoffeln, Hülsenfrüchte, Trockenfrüchte, Vollkornprodukte, Fleisch und Fisch
Kalzium	Aufbau von Knochen und Zähnen; wichtig für Muskelkontraktionen und Nerven	Milch, Sauermilchprodukte, Joghurt, Käse, Kohl, Brokkoli, Spinat, Hülsenfrüchte, Mineralwasser mit mehr als 300 mg Ca pro Liter

Rege Helfer: Ballaststoffe

Sie sind keineswegs wertloser Ballast, sondern leisten dem Körper wertvolle Unterstützung. Ballaststoffe sind Gerüst- und Stützsubstanzen der Pflanzen; in tierischen Produkten sind sie praktisch nicht enthalten. Es gibt lösliche und unlösliche Ballaststoffe, die im Verdauungstrakt verschiedene Aufgaben übernehmen. Die löslichen binden Wasser und quellen dadurch auf, gleichzeitig haben sie einen positiven Einfluss auf den Fett- und Kohlenhydrat-Stoffwechsel. Die unlöslichen können dies nicht, aber fördern die Verdauung.

Mehrfach wirksam

Ballaststoffe liefern keine Energie. Ihre Bedeutung liegt darin, dass sie nicht verdaut werden. Ballaststoffreiche Nahrung füllt unseren Magen und wirkt sättigend. Eine Scheibe Vollkornbrot hält einfach länger vor als eine gleich dicke Scheibe Weißbrot aus ausgemahlenem Mehl, das kaum noch Pflanzenfasern enthält. Ballaststoffreiche Nahrungsmittel muss man länger kauen und speichelt sie damit besser ein. Während ihres Aufenthalts in unserem Körper machen sich Ballaststoffe sehr nützlich. Sie binden Gallensäuren, die nun verstärkt ausgeschieden werden. Der Körper reagiert, indem er neue Gallensäuren produziert und verbraucht dabei Cholesterin. Ballaststoffe senken also den Cholesterinspiegel.

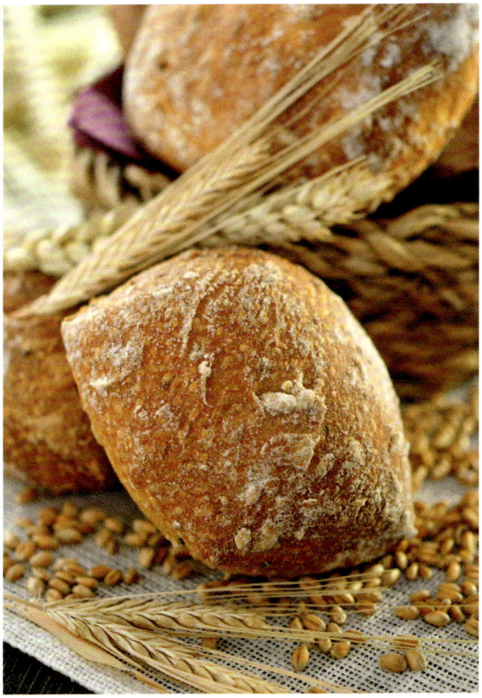

Ballaststoffreiche Nahrung kann Beschwerden und Erkrankungen vorbeugen. Das beginnt bei Magen-Darm-Erkrankungen (z. B. Verstopfung, Hämorrhoiden, Darmkrebs) und reicht über Stoffwechselerkrankungen (z. B. Diabetes, Fettsucht) bis zu den Herz-Kreislauf-Erkrankungen (Bluthochdruck, Arterienverkalkung). Nahrungsmittel wie Obst, Salat, Gemüse, Vollkornprodukte fördern also die Gesundheit. Und sie helfen dabei, ein gesundes Körpergewicht zu erreichen oder zu halten. Empfehlung für Erwachsene: mind. 30 Gramm Ballaststoffe pro Tag.

BESONDERS BALLASTSTOFFREICH

Brot: Schrot- und Vollkornbrot (Roggen, Weizen), Leinsamenbrot, Vollkornknäcke. Vollkorngebäck.
Gemüse: grüne Bohnen, Erbsen, Broccoli, Fenchel, Lauch, Möhren, Sellerie, Kohl, Wirsing, Rote Bete, Zuckermais, Kartoffeln, getrocknete Hülsenfrüchte
Obst: alles Obst, vor allem Beeren, Trockenobst
Getreideprodukte: Vollkornmehl, Haferflocken, Getreidekeime, Vollkornnudeln, Naturreis, Müslimischungen, Speisekleie (Aber: Müsli-Mischungen enthalten häufig viel Zucker!)
Nüsse/Samen: alle Nüsse, Mandeln, Sesam, Mohn, Leinsamen, Sonnenblumenkerne (Aber hoher Fettanteil!)

EXPERTEN-INTERVIEW: PROF. KARL-LUDWIG RESCH

TRINKEN IST (ÜBER)LEBENSWICHTIG

Prof. Resch ist Leiter des renommierten Deutschen Instituts für Gesundheitsforschung (DIG) in Bad Elster. Der Aufgabenbereich des DIG umfasst u. a. Entwicklungs- und Forschungsvorhaben in den Bereichen Public Health, Gesundheitsförderung, Pflege, Prävention und Rehabilitation.

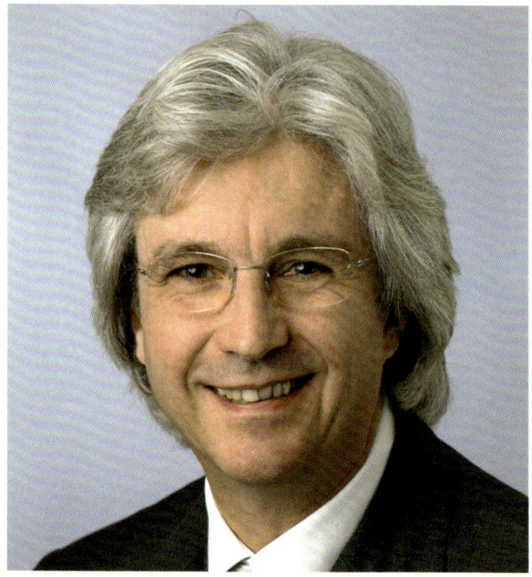

Ernährungswissenschaftler und Mediziner stellen immer wieder heraus, wie wichtig es ist, ausreichend zu trinken. Wozu braucht unser Körper all die Flüssigkeit?

Wir Menschen bestehen zu etwa zwei Dritteln aus Wasser. Das hat Gründe. Als das Leben das Land eroberte, mussten sich Tiere und Pflanzen von den unendlichen Ressourcen der Meere so viel mitnehmen, dass alles weiterhin so funktionieren konnte wie im Wasser. Alle Auf-, Ab- und Umbauvorgänge des Stoffwechsels funktionieren nur „im wässrigen Milieu“, viele Stoffwechselprodukte können wir nur loswerden, wenn wir sie in Wasser gelöst ausscheiden können: Viele Grundbausteine des Stoffwechsels, Mineralstoffe und Spurenelemente, finden sich im Wasser.
Zusätzlich verlieren wir ständig Wasser über die Atmung und über die Haut. Nicht nur bei heißem Wetter, schwerer Arbeit oder bei sportlichen Höchstleistungen, sondern ganz erhebliche Mengen auch dort, wo wir uns am häufigsten aufhalten: in geschlossenen, trockenen, klimatisierten Räumen – übrigens auch im Schlaf.
Wie (über)lebenswichtig die laufende Versorgung mit frischem Wasser ist, wird eindrucksvoll klar, wenn man bedenkt, dass wir mehrere Wochen ohne Nahrung auskommen können, ohne Wasser aber nur wenige Tage. Schon zwei Prozent Wasserdefizit, und wir fühlen uns unwohl und die geistige Leistungsfähigkeit ist spürbar verringert. Bei fünf Prozent können bereits Verwirrtheitszustände auftreten, und zehn Prozent können schon tödlich sein.

Was passiert, wenn man auf Dauer zu wenig trinkt?

Das ist wie Autofahren mit angezogener Handbremse: Der Körper macht schlapp, die geistige Leistungsfähigkeit geht in den Keller, und die Gefahr von Durchblutungsstörungen bis hin zu Herzinfarkt und Schlaganfall steigt an.

Die Angaben, wie viel man täglich trinken soll, schwanken. Kommt es da auf die Person, ihr Alter und vielleicht auch das Körpergewicht an?

Da spielen in der Tat ganz viele Faktoren eine Rolle, sodass die konkrete Berechnung kompliziert ist! Zum Glück gibt uns der Körper selbst ein zuverlässiges Okay-Signal: Einmal am Tag sollte der Urin fast farblos sein.

Müssen Frauen und Männer unterschiedlich viel trinken?

Das Geschlecht macht auch hier nicht den Unterschied, schon eher Körpergröße und Körpergewicht, körperliche Anstrengungen – und auch persönliche Ernährungsgewohnheiten.

Verändert sich mit fortschreitendem Alter der Flüssigkeitsbedarf?

Nicht automatisch. Allerdings kommt der Körper mit zunehmendem Alter mit Flüssigkeitsmangel immer schlechter zurecht. Zudem kommt es bei älteren Menschen häufiger vor, dass die Nieren nicht mehr so gut funktionieren und deshalb mehr Wasser brauchen.

WAS soll man trinken? Hauptsache flüssig? Und dürfen auch Kaffee und Tee eingerechnet werden?

Es fällt viel leichter, genügend zu trinken, wenn man das trinkt, was man gerne trinkt. Also ist das erste Wahl! Und Kaffee darf man ruhig mitrechnen, aber nicht den Alkoholanteil von Bier, Wein etc.

Welchen Stellenwert hat Wasser, sei es Leitungswasser oder Mineralwasser?

Wasser ist erst einmal Wasser, aber ein gutes, mineralstoffreiches Mineralwasser ist mehr. Genauer: Urmeer, mit vielen wertvollen Spurenelementen und Mineralstoffen wie Calcium und Magnesium.

Bei Mineralwasser gibt es einen Glaubenskrieg, ob es mit oder ohne Kohlensäure sein sollte. Spielt das medizinisch eine Rolle?

Stille Wässer sind „in", aber Kohlensäure ist rundum gesund. Sie aktiviert die Geschmacksknospen im Mund und regt die Durchblutung in Magen und Darm an. Das verbessert die Verdauung, und der Darm kann die Nahrung viel besser aufnehmen.

Chronische Zu-wenig-Trinker führen häufig an, sie hätten einfach nicht so viel Durst. Gibt es einen Trick, wie man im positiven Sinne „über den Durst" trinken kann?

Durst ist ein Spätwarnzeichen. Soweit sollte es eigentlich gar nicht kommen. Der Mensch ist ein Gewohnheitstier – das gilt auch hier. Also einfach ausprobieren, welche Taktik bei einem selbst am besten funktioniert, ohne dass man jedes Mal bewusst dran denken muss. Beispiele: Die „Tagesration" am Morgen an zentraler Stelle platzieren oder beim Mittagessen erst aufstehen, wenn die Flasche Mineralwasser oder die Kanne Tee leer ist. ■

SO TRINKEN SIE RICHTIG

- Ihre Getränke sollten nicht zu kalt sein. Bevorzugen Sie solche mit möglichst wenig Kohlensäure.
- Trinken Sie Mineralwasser mit einem hohen Calcium- und Magnesiumgehalt. Sie können es gern mit einem Spritzer Zitronensaft anreichern.
- Wählen Sie Saftschorlen ohne Zuckerzusatz, im Verhältnis ein Teil Saft zu drei Teilen Wasser. Das sind optimale Durstlöscher. Wenn Sie abnehmen möchten, können Sie fertige Schorlen noch etwas verdünnen.
- In Deutschland können Sie ruhig auch Leitungswasser trinken oder zum Verdünnen verwenden. Es ist ein streng überprüftes Lebensmittel.
- Lassen Sie Kräuter- oder Früchtetees ungezuckert.
- Trinken Sie zu jedem Essen mindestens ein großes Glas. Decken Sie den Tisch grundsätzlich immer mit einem Getränk.
- Füllen Sie Ihr leer getrunkenes Glas immer wieder auf. Das muss zur Angewohnheit werden.
- Bringen Sie Abwechslung in die Getränkeauswahl. Es soll Ihnen ja schließlich schmecken ...

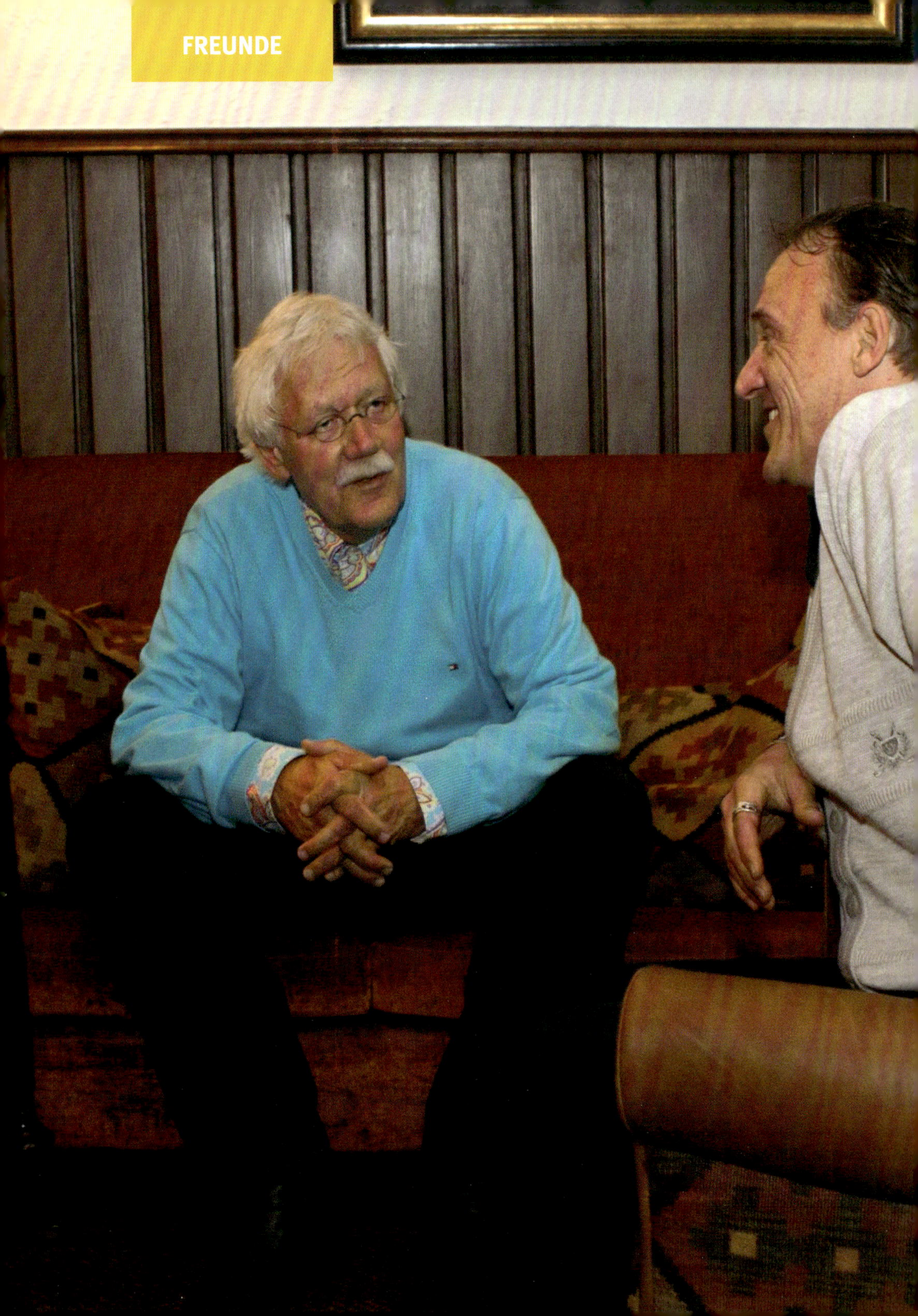

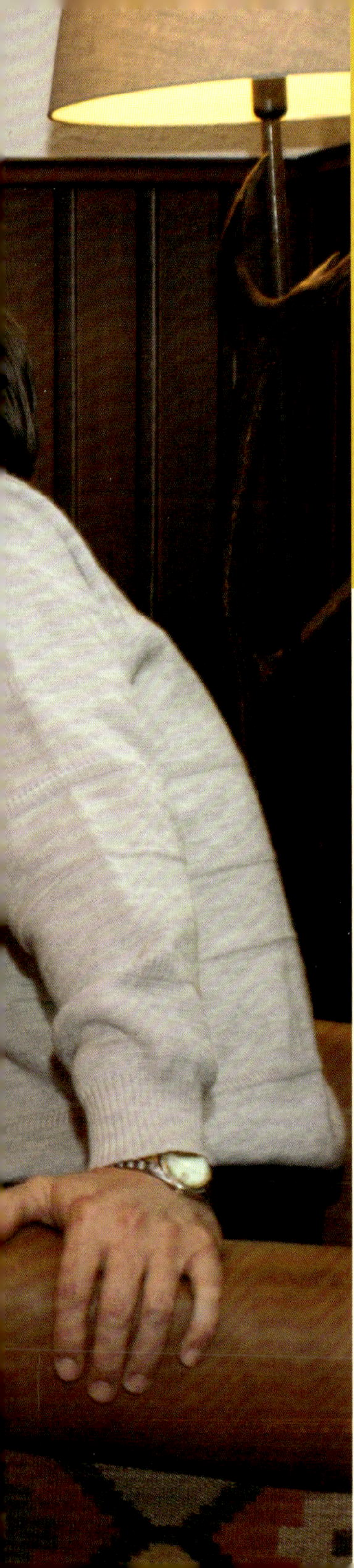

4 Pflege Deine Freundschaften!

„In meinen hektischen Jahrzehnten hatte ich immer so viel mit mir selbst zu tun, dass ich mir nie die Zeit genommen habe, intensive Freundschaften aufzubauen und zu pflegen. Meine Familie reichte mir. Ansonsten war ich überwiegend von zahllosen Leuten umgeben, die mir auf die Schulter klopften und sich als Freunde ausgaben, aber keine waren. Vielleicht kennen Sie das ja. Als es mir dann eine Weile mehr als mies ging, habe ich das gemerkt. Da hätte es mir gut getan, wenn mich echte Freunde angerufen und mir Kraft gegeben hätten. Interessanterweise taten das viele NDR-Hörer – Menschen, die ich persönlich gar nicht kannte. Sie hatten in den Medien etwas über mich gehört oder gelesen und wollten mich aufmuntern. Hab' ich schon Danke gesagt?
Inzwischen habe ich gelernt, wie wichtig es ist, auch über die Familie hinaus ***Menschen zu haben, denen man sich öffnen kann.*** *Das sind nur sehr wenige, aber ich schätze es sehr, Zeit mit ihnen zu verbringen, vor allem mit meinem Freund Toshi. Man muss sich gar nicht täglich sehen. Doch wenn eine echte Basis da ist, die aus dem Herzen kommt, kann man auch nach Wochen oder Monaten nahtlos anknüpfen. Und man fühlt sich wohl dabei."*

Vertrauen schafft Lebensfreude

„Ein bisschen Freundschaft ist mehr wert als die Bewunderung der ganzen Welt“, soll Otto von Bismarck einmal gesagt haben. Was der Preuße schon vor über hundert Jahren ahnte, versucht nun die moderne Wissenschaft zu belegen.

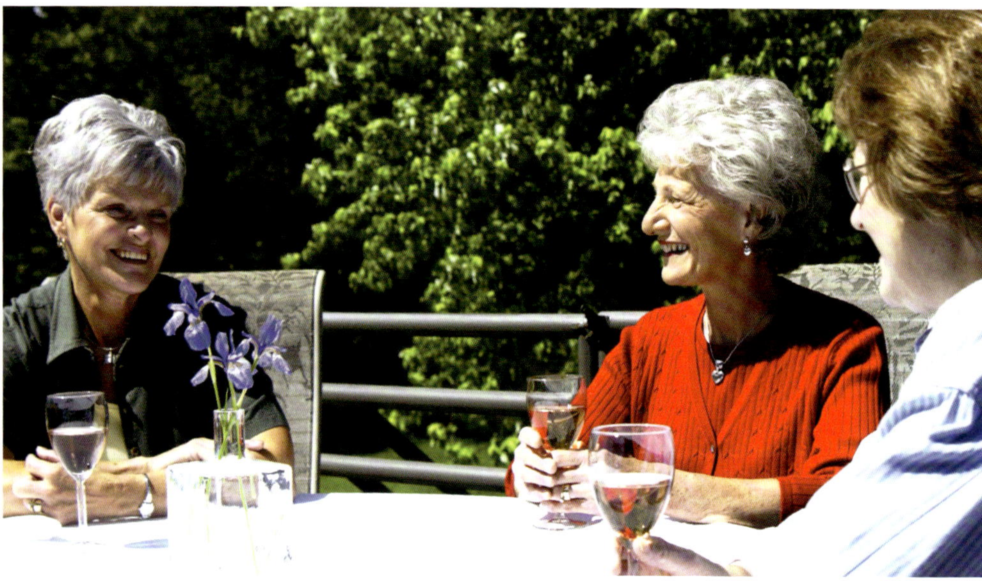

Während eines Treffens mit einem guten Freund schüttet unser Körper offenbar Glückshormone aus, die dafür sorgen, dass wir uns noch Stunden nach der gemeinsamen Zeit selbstbewusster und entspannter an neue Herausforderungen wagen.

Kein Wunder: Es tut einfach gut zu wissen, dass jemand uns im Ernstfall zur Seite steht, uns zuhört und auch glückliche Momente mit uns teilt.

Aber hätten Sie gewusst, dass ein gutes soziales Netzwerk neuen Studien zufolge nicht nur unsere Lebensqualität verbessert, sondern tatsächlich unsere Lebensdauer verlängert?

Nachweislich stärkt Freundschaft unser Immunsystem, beruhigt die Nerven und verringert das Risiko, einen Schlaganfall oder Depressionen zu erleiden. Ein Grund mehr, alte Kontakte zu pflegen und nach neuen Freundschaften Ausschau zu halten.

WARUM FREUNDSCHAFT GUT TUT: DREI STARKE GRÜNDE

Warum machen Freunde uns so stark? Experten unterscheiden heute zwischen drei Pfeilern, die soziale Netzwerke so wichtig machen:

Zum einen ist da die **praktische Hilfe**, mit der Freunde sich gegenseitig unter die Arme greifen: Sie stehen uns im Krankheitsfall zur Seite, helfen auch mal bei einer Reparaturarbeit oder unterstützen einander mit Tipps und Tricks in Fragen zu Beruf, Haushalt und Freizeit.

Der zweite Pfeiler sind **gemeinsame Aktivitäten**, also Freizeitspaß im Freundeskreis, wie die gesellige Runde, die es uns erlaubt, einfach mal abzuschalten.

Entscheidend ist aber für die meisten Menschen **der emotionale Aspekt**: einfach beisammen sein, Geheimnisse teilen und einander zuhören. Eine Umarmung zur richtigen Zeit, ein aufmunterndes Wort vor eine schwierigen Aufgabe geben uns die Gewissheit, dass wir nicht alleine stehen. Diesem Gefühl von Geborgenheit ist nun die Biochemie auf der Spur.

Einsamkeit ist schädlicher als Kettenrauchen

Die Experten der Brigham Young University in Utah müssen selbst überrascht gewesen sein, wie deutlich das Ergebnis ihrer 2010 veröffentlichten Studie ausgefallen war: Über siebeneinhalb Jahre hatten sie den Gesundheitszustand von mehr als 300.000 Testpersonen dokumentiert. Menschen, die mit guten Freunden vernetzt gewesen sind, waren mit einer über 50 % höheren Wahrscheinlichkeit in der Lage, diesen Zeitraum zu überleben, – und das ganz unabhängig von Alter, Geschlecht und Familienstand.

Die Studie erlaubt folgenden Schluss: Ein Leben ohne Freunde stellt eine ebenso große Gefahr für unsere Gesundheit dar wie extreme Fettleibigkeit, Alkoholsucht oder der Konsum von 15 Zigaretten am Tag. Die Forscher feiern dies als „revolutionäres" Ergebnis. Sie fordern eindringlich dazu auf, in einer Zeit, in der Sport und eine gesunde Ernährung weithin als wichtige Faktoren für unsere Gesundheit anerkannt sind, auch und gerade die Bedeutung der Freundschaft verstärkt im Blick zu behalten – im eigenen Interesse.

Eine ähnliche Sprache spricht eine Umfrage des Edelman Health Barometers, die 2011 in Bad Gastein präsentiert wurde. Für 43 % der 15.000 Befragten aus 12 verschiedenen Ländern haben nicht etwa die offizielle Gesundheitspolitik oder Informationen durch die Medien, sondern vor allem die Ratschläge von Freunden und Angehörigen den größten Einfluss auf ihre Gesundheit.

Biochemiker erforschen die „Chemie" der Freundschaft

Freundschaften stärken unser Selbstwertgefühl. Probanden einer Studie schätzten die Steigung eines Berges deutlich geringer ein, wenn sie einen guten Freund an ihrer Seite hatten. Warum das so ist, scheinen nun aktuelle Erkenntnisse über das Hormon Oxytocin zu erklären. Dieser Botenstoff, den Biochemiker bis vor kurzem ausschließlich in der Eltern-Kind-Bindung nachweisen konnten, wird offenbar auch während gemeinsamer Stunden mit guten Freunden in unserem Gehirn ausgeschüttet.

Oxytocin senkt den Spiegel des Stresshormons Cortisol beträchtlich und aktiviert zudem unser Belohnungszentrum. Wir erleben ein Glücksgefühl, empfinden Sicherheit und Geborgenheit. Unser Körper entspannt sich, und die Gefahr von Angstattacken, Burn-Out und Depressionen sinkt. Zur selben Zeit steigt unser Selbstbewusstsein, und wir sehen Gefahrensituationen wesentlich entspannter entgegen. Erinnern wir uns: Waren in der Kindheit unsere kleinen und großen Mutproben nicht leichter zu bestehen, wenn wir den besten Freund oder die beste Freundin auf dem Pausenhof an unserer Seite wussten?

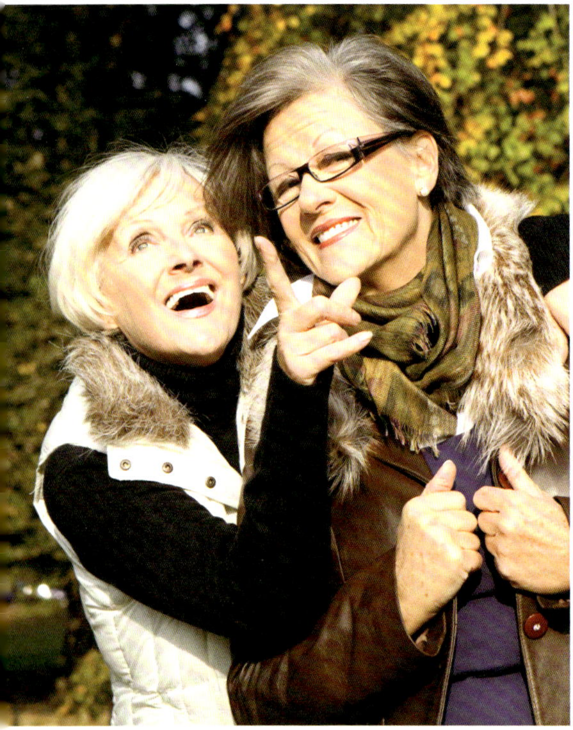

Gemeinsamkeit verbindet: Sich zusammen mit einem anderen Menschen zu freuen, erhöht die Intensität des Augenblicks.

Gemeinsamkeiten stärken

Aber was ist das überhaupt: ein guter Freund? Keine leichte Frage. Soziologen, Psychologen und Sprachforscher versuchen schon seit Jahren vergeblich diesen Begriff allgemeinverbindlich zu definieren. Keine leichte Aufgabe. Denn schon über die Ländergrenzen hinaus gibt es große Unterschiede in der Wahrnehmung von Freundschaft. Wer in Amerika als „good old friend" begrüßt wird, würde in Deutschland eher als Bekannter oder Nachbar durchgehen.

Konsens der Forscher ist heute, dass Freundschaft sich dadurch auszeichnet, dass sie – im Gegensatz zur Verwandtschaft – auf Freiwilligkeit, vor allem aber auf „Gemeinsamkeiten" beruht. Worin diese gemeinsame Basis aber bestehen muss, ist umstritten. Lange galten eine gleiche Altersgruppe, die gleiche soziale Schicht und das gleiche Geschlecht als grundlegende Voraussetzungen für eine funktionierende Freundschaft. Doch längst schon haben zahlreiche individuelle Schicksale bewiesen, dass enge Beziehungen solch strikte Grenzen durchbrechen können.

Obwohl übereinstimmende Interessen natürlich jede Freundschaft stärken, beweisen doch zahlreiche Berichte alter Schulkameraden, die sich in ganz unterschiedliche Richtungen entwickelt haben, aber weiter fest zusammenhalten, dass nicht einmal verschiedene Lebensvorstellungen eine enge Beziehung ausschließen müssen. Offenbar hat eine feste Freundschaft eine feste Klammer: gemeinsame Erfahrungen und Erinnerungen.

„Weißt du noch: damals..."

Viele Jugendfreundschaften sind ganz zufällig entstanden: Der Tischnachbar im Klassenzimmer, der Kommilitone, der spontan noch in denselben Kurs gewechselt ist, werden zu Gefährten, die wir in unserem Leben nicht mehr missen wollen. Es gilt: Je weiter eine Freundschaft in der Vergangenheit zurück liegt, umso größer ist die Wahrscheinlichkeit, dass sie ein Leben lang hält. Nichts verbindet mehr als eine gemeinsame Geschichte, ein gemeinsames ‚Vokabular', wie etwa der Witz, über den nur Sie und Ihr Freund lachen können, weil Sie ihn beide mit einer bestimmten Situation verknüpfen. Wer mit uns erwachsen geworden ist, erweist sich in schwierigen Momenten als unersetzlicher Ratgeber.

Trotzdem sind es gerade die Jugendfreunde, die wir häufig zu kurz kommen lassen. Viele Freundschaften verlieren sich in der Mitte unseres Lebens, wenn Partnersuche, Familiengründung und beruflicher Erfolg in den Vordergrund rücken. Sind die Kinder aus dem Haus, ist das *die* Chance, alte Freundschaften neu zu beleben.

Wie pflege ich meine Freundschaften?

✓ Initiative zeigen

Wann haben Sie Ihrem Freund zuletzt gesagt, wie viel er Ihnen bedeutet? Gerade lang anhaltende Beziehungen betrachten wir häufig als eine Selbstverständlichkeit, die ohne unser Zutun einfach so vor sich hinläuft. Falsch, sagen Experten. Ehepaare begehen jedes Jahr wie selbstverständlich ihren Hochzeitstag. Ebenso sollte eine Freundschaft gefeiert werden.

Zeigen Sie Ihrem Freund oder Ihrer Freundin, wie wichtig Ihnen die gemeinsame Zeit ist, und sagen Sie Danke mit einer netten Kleinigkeit. Ein gerahmtes Foto aus Kindertagen lädt sie beide dazu ein, in alten Zeiten zu schwelgen. Eine spontane Einladung schafft neue gemeinsame Erinnerungen.

✓ Regelmäßig Kontakt halten

Viele Freundschaften verblassen über die Jahre, ganz einfach, weil wir uns nicht die Zeit nehmen, sie zu pflegen. Dabei ist regelmäßige Kommunikation heutzutage keine große Schwierigkeit: ein kurzer Brief oder eine eMail sind schnell geschrieben, ein Anruf hält Sie auf dem Laufenden. Nichts aber geht über ein gemeinsames Treffen. Schaffen Sie sich einen festen Raum, der für gute Freunde reserviert ist. Ein gemeinsames Frühstück am Samstagmorgen oder eine kurze Walking-Tour können zu einem festen Ritual werden.

✓ Gemeinsam aktiv sein

Nichts stärkt die Freundschaft mehr als ein gemeinsames Hobby. Eine Anmeldung beim Zeichenkurs oder Tanzabend schafft außerdem einen festen Termin, der auch im Alltagsstress nicht untergeht. Und wer weiß: Vielleicht werden Sie Ihren langjährigen Freund beim thailändischen Kochkurs oder der neuen ausgefallenen Sportart ja von einer ganz neuen Seite kennen lernen. Oder Sie engagieren sich gemeinsam für einen guten Zweck. (Mehr dazu in Kapitel 6.)

✓ Lebenszeichen geben

Nicht jeden unserer Freunde können wir so häufig treffen, wie wir gerne wollen.

Eine gute Freundschaft überdauert die räumliche Trennung – aber nur, wenn wir uns bemühen, einander trotzdem auf dem Laufenden zu halten. Versenden Sie Lebenszeichen: ein kurzer Urlaubsbericht, der über eine eilig hingeschriebene Postkarte hinausgeht, aktuelle Familienfotos oder ein ausführlicher Jahresrückblick, den Sie statt der üblichen Neujahrsgrüße versenden, zeigen Ihren Freunden und Bekannten, wo Sie jetzt im Leben stehen.

✓ Wichtige Termine in Erinnerung behalten

Manchem mag es lästig erscheinen, am Geburtstag eines Bekannten abends noch schnell zum Hörer zu greifen, um eilig eine Gratulation loszuwerden. Erreichen das Geburtstagskind an diesem Tag nicht ohnehin ein Dutzend nett gemeinter Glückwünsche? Vorsicht: Selbst wenn derartige Kleinigkeiten nicht von allzu großer Bedeutung erscheinen, wird es Ihrem Freund eben doch auffallen, wenn gerade der Anruf von Ihnen ausbleibt. Betrachten Sie feste Termine wie Geburtstage und andere Feiertage nicht als Pflicht, sondern als Chance, Ihre Freundschaft aufzufrischen.

„Auf den Wegen der Freundschaft soll man kein Gras wachsen lassen."

Marie-Thérèse Geoffrin (1699-1777), französische Salondame

Wo knüpfe ich neue Freundschaften?

So wichtig es auch ist, alte Freundschaften aufrechtzuerhalten, wäre es doch ein Versäumnis, sich neuen Bekanntschaften zu verschließen. Mit Menschen ins Gespräch zu kommen und auf diese Weise ganz neue Positionen kennenzulernen, erweitert unseren Horizont und hält uns jung. Sich auf eine neue Freundschaft einzulassen, gibt Ihnen die Chance, sich (losgelöst von Ihrer Vergangenheit) als die Person zu präsentieren, die Sie JETZT, im Augenblick sein wollen. Mit einem neuen Freund oder einer neuen Freundin an unserer Seite sind wir offen für neue Erlebnisse und lernen uns selbst womöglich von einer ganz neuen Seite kennen. Also: Augen offen halten!

✓ Den Horizont erweitern

Sie haben noch nie getanzt, würden sich aber eigentlich gern mal an einen Tangokurs wagen? Wenn nicht jetzt, wann dann? Seien Sie offen für Neues: eine exotische Sprache, eine Mitgliedschaft im Kunstverein oder der Schreibkurs, an dessen Anschluss Sie sich an eigene Kurzgeschichten wagen: Neue Herausforderungen halten uns fit – erst recht, wenn wir sie gemeinsam mit anderen meistern. Gerade in Anfängerkursen kommen die Teilnehmer untereinander leicht ins Gespräch. Denn alle Neulinge sind auf einem Niveau und greifen sich gegenseitig unter die Arme. Spätestens beim Tangokurs für Fortgeschrittene ist Ihr neuer Tanzpartner dann zum guten Freund geworden.

✓ Endlich Zeit für Kreativität

Gerade die Kreativität kommt oft zu kurz in jenen Jahren, in denen wir uns darauf konzentrieren müssen, unseren Platz in der Berufswelt zu behaupten. Wer reifer geworden ist und seine Position gefunden hat, kann endlich kreativ sein. Wagen Sie sich jetzt ans Singen, Zeichnen oder Theaterspielen. In jedem von uns steckt ein kreativer Künstler. Oder wie wäre es mit einem Literaturtreff in Ihrer Nähe? Diskutieren Sie über Ihren Lieblingsautor und tauschen Sie Romane aus. So treffen Sie schnell auf Menschen, die mit Ihnen auf einer Wellenlänge sind.

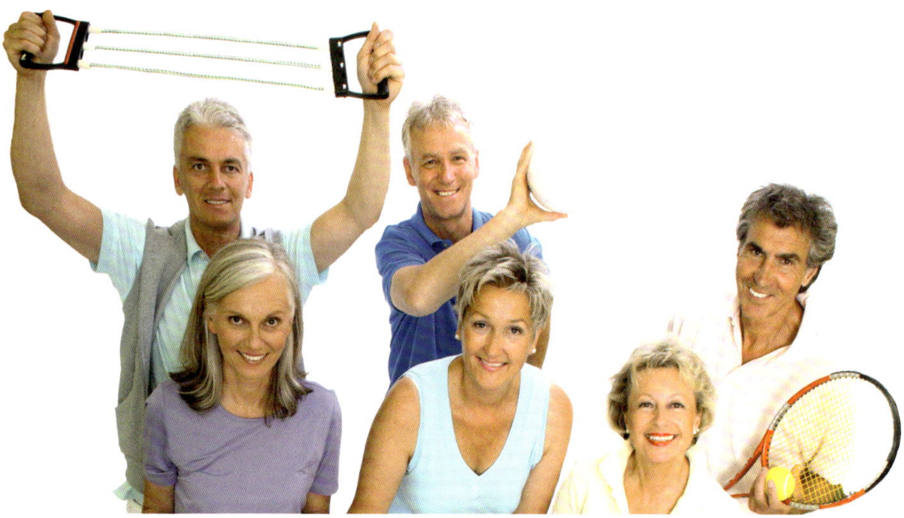

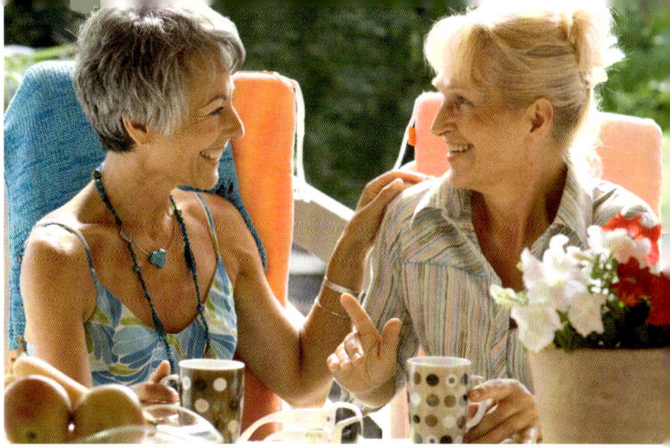

✓ Gemeinsam fällt Sport leicht

Sport in der Gruppe motiviert. Im Wettstreit mit anderen wachsen wir über uns selbst hinaus und wagen uns an neue Herausforderungen. Zudem entsteht ein Gemeinschaftsgefühl, wenn wir gemeinsam mit anderen sportliche Hürden nehmen. Ein Erfolgserlebnis schweißt zusammen, und schnell finden wir neue Freunde. Verabreden Sie sich, ob zum Lauftreff, zur gemeinsamen Gymnastikstunde, zum Badminton oder zum Anfängerkurs für Golfer.

Unser Tipp: Besuchen Sie unterschiedliche (zumeist kostenlose) Schnupperkurse, ehe Sie sich auf eine Gruppe festlegen. So erkennen Sie schnell und unverbindlich, ob eine neue Aktivität Ihrem Geschmack entspricht.

✓ Wenn aus Nachbarn Freunde werden

Sie nehmen unsere Pakete entgegen, sehen nach unserem Haustier oder pflegen die Blumen, wenn wir unterwegs sind. Oft betrachten wir solche Hilfen im Alltag als Selbstverständlichkeit und sehen gar nicht, dass sich über die Jahre ein Vertrauensverhältnis zu unseren Nachbarn aufgebaut hat. Gerade, wenn wir im Ernstfall einmal Hilfe brauchen, ist es schön, einen engen Vertrauten in der Wohnung oder im Haus nebenan zu wissen.

Belassen Sie es beim nächsten Mal, wenn Sie Ihrem Nachbarn begegnen, nicht bei einem freundlichen Gruß und zwei, drei Sätzen Smalltalk, sondern laden Sie ihn doch mal zu einem gemeinsamen Essen ein. Womöglich haben Sie vielmehr gemeinsam, als Sie ahnen.

✓ Das Internet als Chance

Gerade wenn Sie ein ausgefallenes Hobby mit einem Gegenüber diskutieren möchten, hält das Internet großartige Chancen parat. Aber Achtung: Vermeiden Sie kostenpflichtige Portale, die Ihnen gegen ein Entgelt hunderte Freunde versprechen. Forschen Sie über Suchfunktionen wie Google oder Yahoo besser auf eigene Faust nach einem Thema, das Sie interessiert: Kochtipps, politische Ideen oder Ihr Lieblingskünstler: Schnell werden Sie auf kostenlose Foren stoßen, in denen Nutzer all dies begeistert diskutieren. Steigen Sie ein und treffen Sie auf Gesprächspartner aus der ganzen Welt.

GUT ZU WISSEN

Nicht die Menge macht's

Moderne Internetportale werben heute mit der Möglichkeit, mit wenigen Mausklicks Hunderte von ‚Freundschaften' zu knüpfen. Alles Quatsch, sagt die moderne Gehirnforschung. Die Anzahl von Freunden sei nicht bis ins Unendliche dehnbar.

Mitte der 90er Jahre belegte der Evolutionsbiologe Robin Dunbar, dass unser Großhirn nur eine begrenzte Zahl von Bekanntschaften sinnvoll verarbeiten kann. Mit einer größeren Gruppe von bis zu 150 Personen – etwa dem Verein oder der Dorfgemeinschaft – können wir stabile soziale Kontakte pflegen. Ab dann wird die Gruppe unüberschaubar, und wir identifizieren uns eher mit einer Untergruppe als mit der gesamten Gemeinschaft.

Wirklich enge freundschaftliche Beziehungen hingegen sind laut Dunbar zur selben Zeit mit max. 20 Personen möglich. Der Oxford-Professor spricht von der *sympathy group*, Menschen also, die uns wirklich am Herzen liegen.

Im Durchschnitt gehen wir aber nur drei bis fünf enge Freundschaften mit Menschen ein, die unseren Alltag, unsere Ansichten und Lebensgewohnheiten nachhaltig prägen.

EXPERTEN-INTERVIEW: PROF. HARALD A. EULER

GEMEINSCHAFT BELEBT

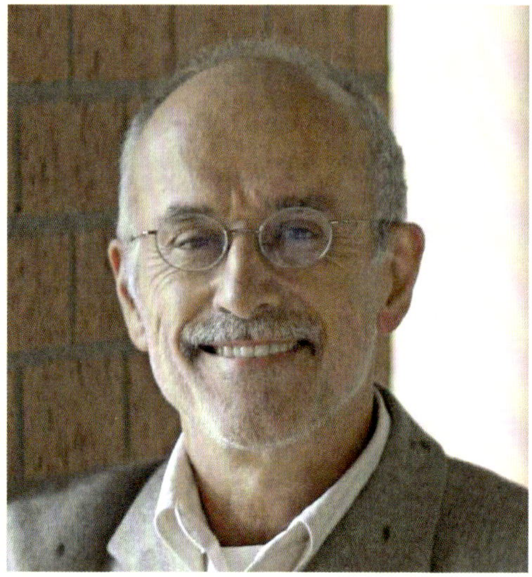

Harald Euler ist pensionierter Professor für Psychologie und hat sich auf die evolutionäre Psychologie spezialisiert, insbesondere von Familienbeziehungen und Geschlechterunterschieden. Er ist verheiratet, hat vier Kinder und zwei Enkelkinder. Er tritt häufig als Interviewpartner im Fernsehen auf und hat z. B. mit Günther Jauch und Dieter Nuhr an den RTL-Staffeln „Typisch Frau – Typisch Mann" mitgewirkt.

Der Mensch wird als „soziales Wesen" bezeichnet. Darf man daraus ableiten, dass Kontakte, Beziehungen, Austausch mit anderen Grundbedürfnisse sind, die befriedigt werden müssen, um nicht zu verkümmern?

Schon Neugeborene beginnen alsbald, sich auf soziale Signale (Gesichter) zu konzentrieren. Sie scheinen ein angeborenes Wissen zu haben, dass ein Antlitz wichtig ist. In allen Kulturen und in allen Lebensphasen ist die Zugehörigkeit zu menschlichen Gemeinschaften wichtig, und ausgestoßen zu werden ist eine schwere Strafe. Eine defekte Antenne für soziale Signale, wie bei Autisten der Fall, ist ein folgenschweres Handicap. Allerdings gibt es große individuelle Unterschiede in der Wichtigkeit sozialer Kontakte. Die Palette reicht vom introvertierten Eigenbrötler bis zur extrovertierten Betriebsnudel.

Verschiedene Studien legen nahe, dass die Einbettung in einen vitalen Freundeskreis positive Auswirkungen auf die Gesundheit hat. Dass Rückendeckung also stärkt. Können Sie das aus Ihrer Sicht bestätigen?

Durchaus. Einsamkeit macht anfällig für Krankheiten, und ein einfühlsamer Zuhörer hat für viele Menschen mit psychischen Problemen eine wirksame therapeutische Funktion. Geteiltes Leid ist halbes Leid, und geteilte Freude ist doppelte Freude.

Kann ein Freundeskreis einem Menschen, der als Single lebt (in unserer Zielgruppe zum Beispiel auch, weil er oder sie verwitwet ist), zumindest teilweise den fehlenden Partner ersetzen?

Teilweise schon. Aber einen Freundeskreis zu erhalten, erfordert eigene Initiative und zeitlichen Einsatz, was trauernde oder schwermütige Menschen nicht immer aufbringen können.

In Deutschland sind wir mit der Bezeichnung „Freund" ja schnell bei der Hand. Wo sehen Sie den Unterschied zwischen dem echten Freund und dem Bekannten?

Unter echten Freunden, wie unter Familienmitgliedern, gilt nicht das Prinzip der Gegenseitigkeit wie bei anderen sozialen Beziehungen. Geben und nehmen wird nicht gegeneinander aufgewogen. Wenn man nicht mehr geben kann, bleibt der echte Freund. Die falschen Freunde sind in der Not alle weg.

Gibt es tatsächlich den Freund fürs Leben oder haben Freundschaften ein Verfallsdatum?

Da wir nicht mehr in Stammesgesellschaften leben, in denen ein Wohnortwechsel meist nur durch Heirat geschieht, sind die meisten modernen Freundschaften auf Lebensabschnitte beschränkt (Schulfreunde, Studienfreunde). Die Mobilitätsanforderungen in modernen Gesellschaften reißen Freundschaften, ja selbst Liebesbeziehungen, auseinander: Aus den Augen, aus dem Sinn.

Aber erstaunlich ist, wie eine alte Freundschaft wieder aufleben kann, wenn man sich viele Jahre, gar Jahrzehnte nicht gesehen hat. Die frühere Seelenverwandtschaft ist oft sofort wieder da. Es gibt also tatsächlich Freunde fürs Leben, aber dies sind öfters Freundinnen von Frauen als Freunde von Männern.

Für Mädchen und Frauen ist es ja ganz typisch, eine „beste Freundin" zu haben. Ist bei Männern also ein „bester Freund" seltener?

Schon im Schulalter zeigt sich, dass Mädchen eher Zweierfreundschaften eingehen, die zum Zweck nur die Freundschaft selbst haben, während Jungen sich eher Freundeskreisen anschließen, die einen äußeren Zweck haben und die damit auch schnell wechseln können. In diesen Mädchenfreundschaften, wie auch später in den Frauenfreundschaften, geht es um den persönlichen Austausch, um Selbstenthüllung und Einfühlung.

Bei den Jungenfreundschaften, wie auch später bei Männerfreundschaften, geht es eher um gemeinsame Unternehmungen: Wollen wir nicht noch mal Fliegenfischen gehen? Für verschiedene Arten von Unternehmungen gibt es dann verschiedene Freundeskreise. Der Austausch von persönlichen Befindlichkeiten ist bei Männern nicht bedeutsam. So kommt es, dass die meisten Männer keinen „besten Freund" nennen können. Sie haben stattdessen eher Kumpel für dieses oder jenes. Doch viele Frauen haben oft über Jahrzehnte regelmäßigen Kontakt mit ihrer besten Freundin.

Spielt bei Freundschaften das Alter der Beteiligten eine Rolle? Kann für einen Ü60er auch die Freundschaft zu einem deutlich jüngeren Menschen Qualität haben?

Kann schon, aber das scheint heutzutage seltener zu sein, da außerhalb von Familien die sozialen Beziehungen meist nicht altersgemischt sind, es sei denn, es gibt äußere Gründe, wie Trainer und Jugendliche im Sportverein oder die Mitglieder in der örtlichen Feuerwehr. Bei Freundschaften gilt: Gleich zu gleich gesellt sich gern. Diese Regel gilt auch für das Alter.

Eine Ausnahme von der Regel sind Beziehungen zwischen älteren und jüngeren Verwandten, also zwischen Großeltern und Enkeln oder zwischen Onkeln/Tanten und Neffen/Nichten.

Das wären dann also innerfamiliäre Freundschaften, die den zusätzlichen Charme haben, dass einen ohnehin etwas verbindet, nämlich die gemeinsame Familiengeschichte.

Nicht nur die gemeinsame Familiengeschichte, sondern vor allem die gemeinsamen Gene und damit Ähnlichkeiten im Wesen und im Aussehen. Der Großvater oder die Großmutter sehen im Enkel Familienähnlichkeiten und damit auch oft Ähnlichkeiten mit sich selbst. Der Enkel ist damit ein Zeichen für die eigene Unsterblichkeit, was für Großeltern sehr sinnstiftend sein kann. Über 90 Prozent aller Großeltern geben an, dass ihnen die Beziehungen zu den Enkeln sehr wichtig sind. Enkel ihrerseits, also wir alle, hatten oder haben auch in der Regel eine gute, also psychologisch wichtige Beziehung zu mindestens einem Großelternteil. Das ist in den meisten Fällen die Großmutter mütterlicherseits.

Wie pflegt man innerfamiliäre Beziehungen? Was würden Sie unseren Ü60er-Lesern raten?

Wenn man Familienmitglieder hat (Kinder, Enkel, Geschwister, Neffen/Nichten) und mit diesen auch guten Kontakt pflegt, sollte man sich glücklich schätzen. Besonders Töchter und deren Kinder sind oft eine große seelische Stütze und eine uralte Versicherung gegen Einsamkeit im Alter. Aber eine Kontaktpflege ist auch hier erforderlich. Dabei ist manchmal auch Zurückhaltung geboten. Beispielsweise empfiehlt es sich nicht, der Schwiegertochter ungebetene Ratschläge über Haushaltsführung und Kindererziehung zu geben.

Aber Angebote an Enkelkinder sind empfehlenswert. Der Großvater kann mit einem Enkelkind Unternehmungen machen, für die die Eltern keine Zeit haben, beispielsweise bei der Kartoffelernte helfen und abends ein Feuer machen und Kartoffeln backen. Die Großmutter kann zeitlich aufwändige Tätigkeiten mit dem Enkelkind machen (Basteln, Brettspiele), zu denen die Mutter keine Zeit findet. Die Enkelkinder schätzen dieses Engagement von Großeltern sehr.

Wenn man selbst keine jüngeren Familienmitglieder hat, kann man sich um die Kinder von anderen kümmern (z. B. von Nachbarn, Bekannten), etwa mit Nachhilfeunterricht oder mit Angeboten für Babysitting. „It takes a village to raise a child" ist ein altes afrikanisches Sprichwort, das auch in unseren modernen Gesellschaften noch Bedeutung hat.

Es gibt viele alleinstehende Menschen, die betonen, ihr bester Freund sei der Hund. Kann eine enge Beziehung zu einem (Rudel-)Tier subjektiv empfunden ähnliche Qualität haben wie die Freundschaft zu einem anderen Menschen? Oder würden Sie das als „zwei Paar Schuhe" sehen?

Ich würde das vehement als funktional gleichwertig ansehen. Hunde sind vermutlich schon seit etwa 15.000 Jahren Begleiter des Menschen. Dadurch haben sich Hunde durch evolutionäre Anpassung schon so sehr auf den Menschen eingestellt, dass sie quasi-empathische Fähigkeiten haben, die man selbst von anderen Primaten nicht kennt. Beispielsweise können Hund und Mensch eine „geteilte Aufmerksamkeit" haben. Das heißt, der Hund bemerkt, wo Herrchen oder Frauchen hinschaut und kann entsprechend reagieren. Es kann also durchaus für manche Menschen lohnend sein, in der zweiten Lebenshälfte „auf den Hund zu kommen". ■

DER BESTE FREUND DES MENSCHEN

Sämtliche positive Auswirkungen des Kontakts zu Freunden – Stressabbau, Glücksgefühle und Erleichterung – erleben auch Hundehalter. Laut einer Studie der New York State University reagieren wir mit einem Haustier an der Seite sogar noch entspannter auf Herausforderungen, als wenn ein Mensch uns beisteht.

Zudem bieten gerade Hunde die Chance, mit Fremden ins Gespräch zu kommen. Bello zwingt uns, täglich an die frische Luft zu gehen. Wenn Ihr Hund unterwegs einen anderen beschnuppert, entwickelt sich rasch eine ungezwungene Unterhaltung. Viele Tierfreunde knüpfen so Kontakte und treffen sich regelmäßig.

Ein eigenes Tier macht Ihnen zu viel Arbeit? Im Tierheim freut sich immer ein Vierbeiner auf eine Gassi-Tour – auch hier lernen Sie neue Menschen kennen.

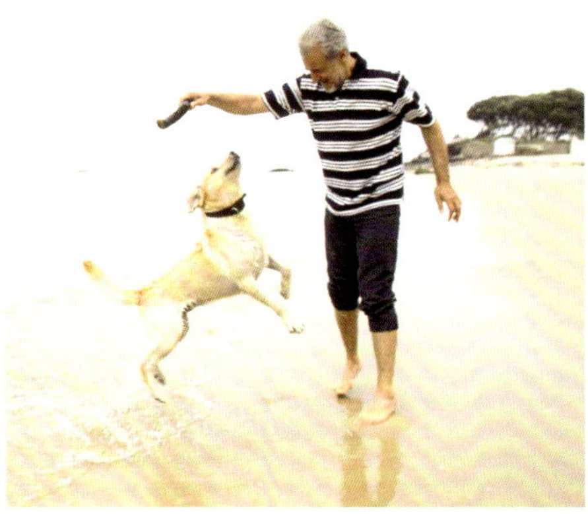

Wie gut pflege ich meine Freundschaften?

SELBSTTEST Beantworten Sie sich selbst die folgenden Fragen:

Welche fünf Freunde haben mein Leben nachhaltig beeinflusst?

Füllen Sie die Kreise: Wer steht mir besonders nahe?

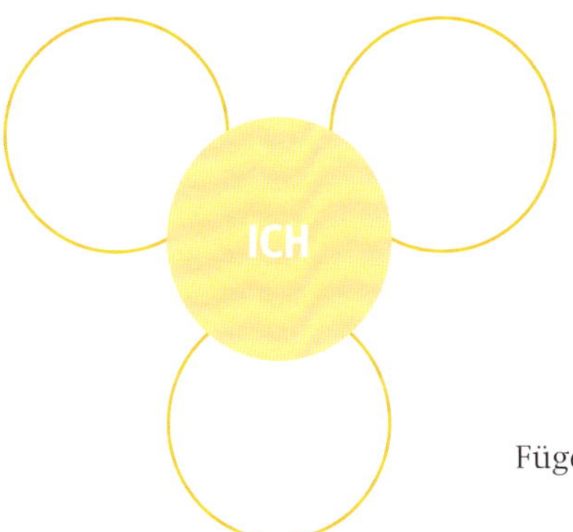

Fügen Sie gern weitere Kreise hinzu.

Wann habe ich meine fünf wichtigsten Freunde das letzte Mal gesehen?

Kleine Geschichte der Freundschaft

Schon die alten griechischen Philosophen hat das Thema Freundschaft umgetrieben. Für Epikur war sie ein Schritt auf dem Weg zum Seelenfrieden, und Aristoteles hob sie als einen der wichtigsten Bestandteile einer funktionierenden Gesellschaft hervor.

Aus dem Mittelalter sind uns Mythen und Legenden bekannt, in denen Ritter heldenhaft füreinander einstehen, und zu Zeiten der Romantik versicherten sich Dichter und Denker in blumigen Briefwechseln ihrer ewig anhaltenden Freundschaft.

Im Gegensatz zur Kameradschaft, die sich auf eine größere Gruppe bezieht und besonders zu Beginn des 20. Jahrhunderts in zahlreichen Volks- und Wanderliedern besungen wurde, ist heute vielen Menschen die Beziehung zu einem einzelnen besten Freund besonders wichtig.

Dieses Ideal stammt noch aus Shakespeares Zeiten, wenn auch die Küsse, Liebesschwüre und Umarmungen von damals zumindest unter Männern heute so nicht mehr üblich sind.

Auch Frauen beschworen schon immer ihren Zusammenhalt. Nicht nur über die enge Zusammenarbeit der Schriftstellerinnen Bettina von Arnim und Karoline von Günderrode beispielsweise ist vieles überliefert.

Übrigens: Bis ins 17. Jahrhundert wurden die Begriffe ‚Freundschaft' und ‚Verwandtschaft' im Deutschen als Synonyme gebraucht.

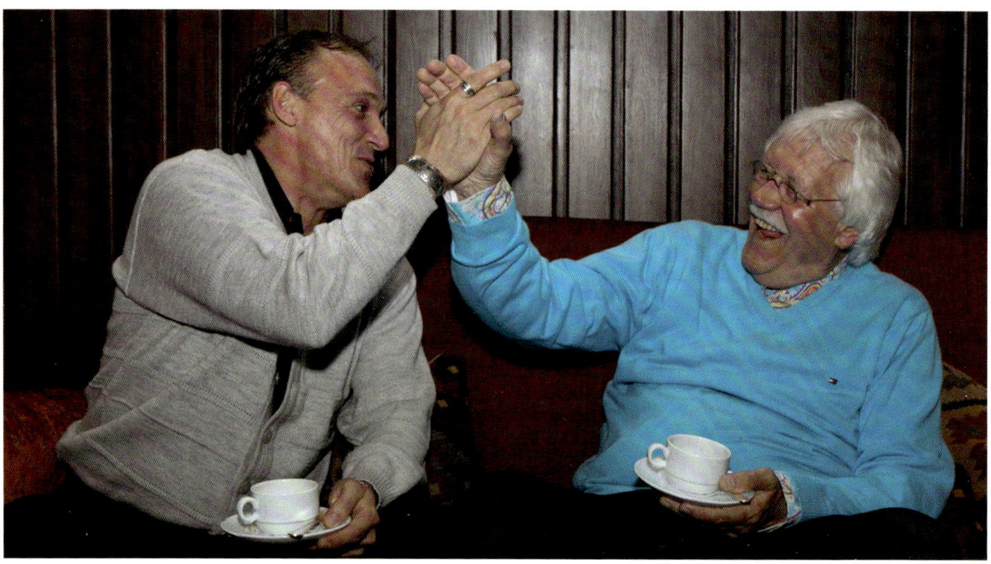

Fürs Leben...

Ein wahrer Freund ist der, der deine Hand nimmt, aber dein Herz berührt.

Gabriel Garcia Márquez (geb. 1928), kolumbianischer Schriftsteller und Nobelpreisträger

In unseren Freunden suchen wir, was uns fehlt.

Thornton Wilder (1897-1975), amerikanischer Schriftsteller

Ein Freund ist einer, vor dem ich laut denken darf.

Ralph Waldo Emerson (1803-1882), amerikanischer Philosoph und Schriftsteller

Die eigentliche Aufgabe eines Freundes ist, dir beizustehen, wenn du im Unrecht bist. Jedermann ist auf deiner Seite, wenn du im Recht bist.

Mark Twain (1835-1910), amerikanischer Schriftsteller

Freundinnen sind wie Schuhe: Wenn man jung ist, kann man nicht genug davon haben; später stellt man fest, dass es immer die gleichen sind, mit denen man sich wohlfühlt.

unbekannt

Einen sicheren Freund erkennt man in einer unsicheren Sache.

Cicero (106-43 v. Chr.), römischer Staatsmann und Schriftsteller

Ein wahrer Freund trägt mehr zu unserem Glück bei als tausend Feinde zu unserem Unglück.

Marie von Ebner-Eschenbach (1830-1916), österr. Schriftstellerin

Freundschaft: so etwas wie Liebe mit Verstand.

Sabine Sauer (*1956), deutsche Journalistin und Fernsehmoderatorin

Der Freund ist einer, der alles von dir weiß, und der dich trotzdem liebt.

Elbert Hubbart (1856-1915), amerikanischer Essayist

Freunde sind Gottes Entschuldigung für Verwandte.

George Bernard Shaw (1865-1950), anglo-irischer Dramatiker

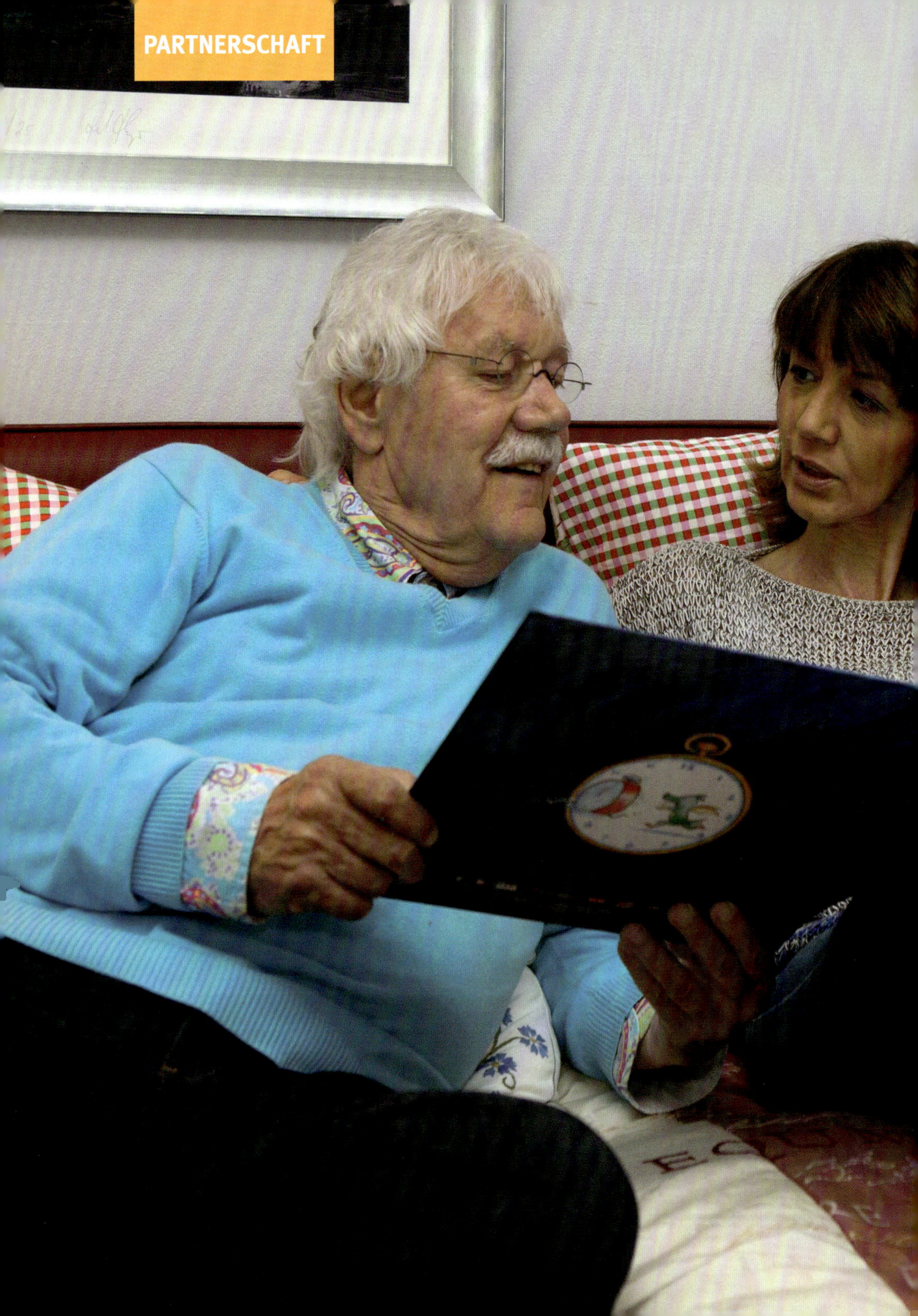

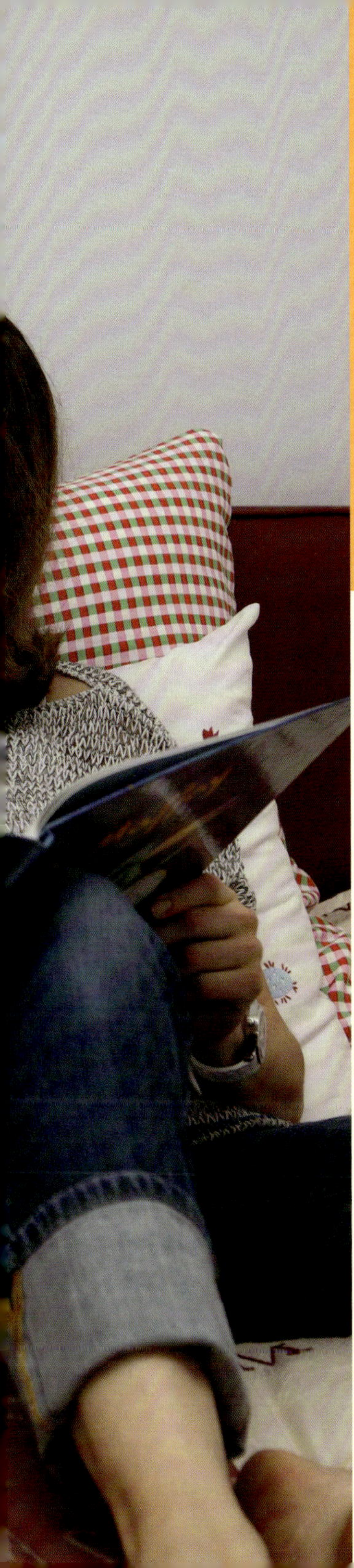

5

Tu etwas für die Beziehung!

„Meine Frau weiß, dass sie mit einem Verrückten zusammenlebt. Daran hat sie sich gewöhnt, und außerdem ist sie meine Psychologin. Dafür kann man sich mit mir nicht streiten, denn ich bin absolut harmoniesüchtig. Wenn etwas quer liegt, leide ich höllisch darunter. Das muss vom Tisch, sonst kann ich nicht glücklich vom Hof reiten.
Wann immer es geht, sitze ich abends mit meiner Frau zusammen, und wir unterhalten uns. Wir reisen auch gern. Und weil es sowieso nicht gut gehen würde, habe ich absolutes Küchenverbot. Man muss eben auch Kompromisse eingehen können.

Ich stelle mich oft in Frage, suche nach dem berühmten Sinn des Daseins und lasse mich in mir selbst fröhlich in die Tiefe gleiten. Über das Leben nachzudenken, macht mich stark, und ich habe kein Problem damit, meine Frau an meinen persönlichen Tauchgängen teilhaben zu lassen.“

Belebende Zweisamkeit

Sie denken, Sie wüssten aus eigener Erfahrung schon alles über Partnerschaft? Dann überspringen Sie das Kapitel einfach. Wenn Sie aber meinen, dass man immer dazu lernen kann, lesen Sie weiter. Und unter uns: Niemand weiß alles über ein so komplexes Thema wie Partnerbeziehungen. Auch die Autoren nicht. Aber vielleicht entdecken Sie das eine oder andere wieder!

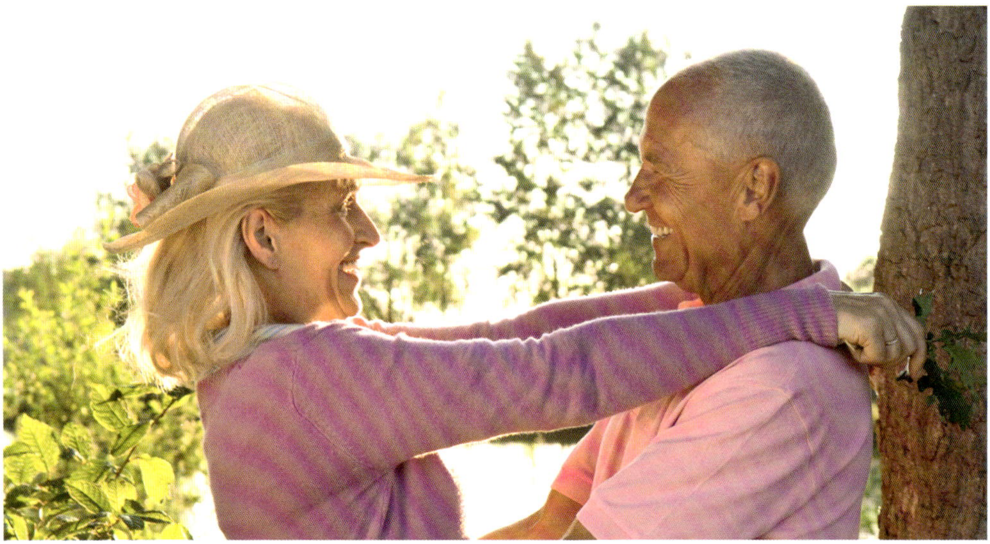

Man hat ja bereits so einiges erlebt, gehört, gelesen und für gut und hilfreich befunden. Aber eben nur theoretisch. Wer wollte nicht schon diesen oder jenen Tipp übernehmen, weil er ihn für richtig und nützlich hielt, hat es dann aber doch nicht getan?

Bei der praktischen Umsetzung guter Ideen hapert es eben oft. Keine Zeit, gerade keine Lust, und irgendwann ist die sinnvolle Anregung einfach vergessen. Stößt man dann aber wieder darauf, kann das sehr heilsam sein. Im Sinne von: „Ja, richtig, jetzt mache ich das aber mal wirklich und fange am besten gleich damit an!“

Und wer weiß? Es könnte ja sogar sein, dass Sie das eine oder andere wirklich noch nicht wussten. Trotz oder gerade wegen der immensen Medienflut, die uns Tag für Tag überspült. Wir machen dicht und vieles Interessante kommt gar nicht mehr zu uns durch.

Dieses Kapitel möchte Ihnen Anregung und Hilfestellung geben, damit Sie die im Grunde so herrliche Zeit nach dem Sechzigsten auch wirklich genießen können. Und dabei spielt die Qualität der Partnerschaft für die allermeisten Menschen eine ganz elementare Rolle.

Abenteuer Partnerschaft

Wir alle haben bereits so einiges hinter uns, lange Jahre im Beruf etwa, und viele stehen auch jetzt noch im Arbeitsleben. Aber wir wissen inzwischen viel besser, wo es lang geht, uns wirft so schnell nichts mehr aus der Bahn. Wir gehen erfahrener mit den meisten Herausforderungen um. Und wir wissen, wenn Kinder kommen und groß gezogen werden, ist das für wohl jede Partnerschaft ein großes Glück, aber auch hin und wieder eine Belastungsprobe.

Doch auch das haben die meisten von uns hinter sich gelassen. Gut, so mancher kümmert sich inzwischen bereits um Enkel, aber das ist, wie wir alle wissen, in der Regel ein bisschen anders, nämlich viel entspannter. Man trägt die Verantwortung nicht mehr rund um die Uhr und kann dann auch wieder die Tür hinter sich schließen.

Machen wir uns einfach mal so richtig bewusst: Die allermeisten Ü60er haben jetzt wieder Zeit, zumindest MEHR Zeit für den Partner oder die Partnerin und damit auch für sich selbst. Denn eine gute Beziehung ist, auch und gerade wenn wir älter werden, nicht mit Gold aufzuwiegen.

Eines steht allerdings fest: Partnerschaft als emotional positiv besetzte Beziehung zwischen zwei Menschen ist und bleibt immer ein Abenteuer. Keiner kann vorher wissen, wie erfüllend sie auf Dauer sein oder wie lange sie halten wird. Nicht eine Partnerschaft ist wie die andere. Machen Sie sich auch DAS einmal bewusst. Jede Verbindung hat ihre ganz speziellen Prägungen, die weit in die persönliche Vergangenheit der beiden beteiligten Individuen hineinreichen.

Doch eines ist klar: Man möchte sich als Team sehen, als starkes Duo, das sich gegenseitig in mehrfacher Hinsicht unterstützt, um gemeinsam etwas zu erreichen und dabei emotional möglichst nicht beschädigt zu werden. Eine Ehe (auch Ringe haben nun mal nicht unbe-

„Liebe und Hochachtung können nicht erzwungen, sie müssen erworben werden." unbekannt

dingt magische Kraft...) oder eine andere enge persönliche Beziehung ist nicht das Ende eines weitgehend programmierbaren Lebenskapitels, es ist der Anfang unzähliger gemeinsamer Aktionen und Erfahrungen – und das immer und immer wieder.

Bleiben Sie am Ball

Das Schöne an einer langjährigen Beziehung sei das Eingespielte, das „Aufeinander-Acht-Geben", sagt der Paartherapeut Dr. Mathias Jung. Aber als genauso wichtig wertet er die Erkenntnis, dass Partnerschaft eine ewige Baustelle ist und immer wieder Instandsetzungsarbeiten benötigt. Sinnstiftend sowie mental und emotional erfüllend kann eine dauerhafte Verbindung demnach nur dann sein, wenn man es schafft, sich ein ganzes Beziehungsleben hindurch zu bemühen. Und sich immer wieder an ein paar elementare Regeln erinnert. Ja, die gibt es wirklich!

Vergessen wir einmal den Wust der unzähligen Ratschläge von Psychologen, Therapeuten, erfahrenen Beziehungsmenschen und vielen anderen, die sich dazu berufen fühlen. Die mögen im Einzelfall extrem hilfreich sein. Doch auch hier gibt es Schnittmengen, deren Inhalte Allgemeingültigkeit beanspruchen dürfen. Und zwar für Paare jeden Lebensalters. Wir präsentieren Ihnen keine fein säuberlich getrennten Tipps für „sie" und „ihn". Denn die wichtigsten Leitgedanken gelten für Mann und Frau gleichermaßen.

TIPP

Starten Sie in Ihrer Partnerschaft immer wieder mal NEU durch, egal wie lange Sie zusammen sind. Es lohnt sich.

Der Ton macht die Musik

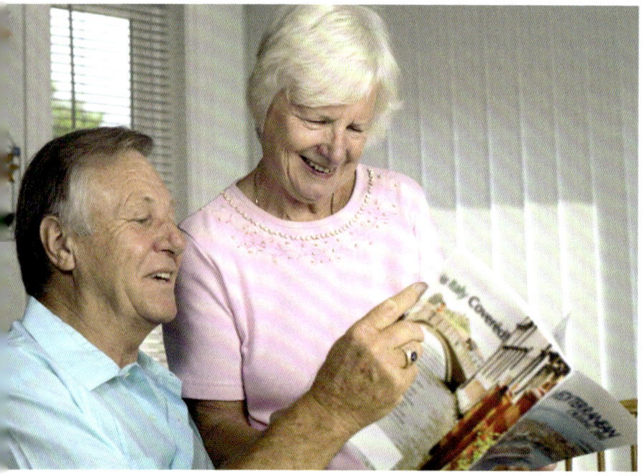

Jeder kennt das Sprichwort: Wie man in den Wald hineinruft, so schallt es heraus. In einer Partnerschaft muss man den anderen nur lange genug in einer bestimmten Tonlage beschallen, und er wird uns das irgendwann ziemlich ähnlich zurücksenden. Wir konditionieren uns immer gegenseitig und übernehmen ganz unbewusst Verhaltensweisen des anderen, zuweilen auch solche, die uns selbst und unserer Beziehung alles andere als gut tun.

Eines sollten wir nie vergessen, auch wenn wir noch so lange zusammen sind: Worte haben Macht – und man kann sie nie wieder zurücknehmen.

Es ist falsch, Dinge auf eine Weise auszusprechen, die den anderen verletzt. Man mag sich vielleicht für einen kurzen Moment besser fühlen, weil man meint, endlich Klartext geredet zu haben. Sind Sie Ihrem Partner aber im Grunde Ihres Herzens zugetan, wird Ihnen innerhalb kurzer Zeit leidtun, was Sie angerichtet haben. Obwohl es in einer dauerhaften Partnerschaft manchmal durchaus wichtig ist, deutliche Worte zu finden.

Gelegentliche Streitereien gehören zum Beziehungsalltag. Man nimmt sie eigentlich selbst nicht ganz ernst. Doch manche Paartherapeuten sind der Überzeugung, es lohne sich, mit dem Partner zu streiten, ja zu kämpfen. Im Rahmen eines Vortrags vom April 2012, der den vielsagenden Titel trug: „Ich liebe dich. Nur nicht grad jetzt", witzelte Paartherapeut Mathias Jung: „Ein Paar, das nie streitet, ist eine Katastrophe, ein Fall für die Menschenrechtskommission." Er erntete frenetischen Beifall.

Aber kann man behutsam streiten?

Wie Sie verbal miteinander umgehen, hat viel mit gegenseitigem Respekt zu tun. Einer Beziehung liegt immer eine Entscheidung zugrunde, nämlich die für einen ganz bestimmten Menschen. Bedenken Sie nur: einen unter Milliarden! Also hat er Sie einmal mit ganz spezifischen Vorzügen beeindruckt. Natürlich haben Sie bald bemerkt, dass Ihr Auserwählter bzw. Ihre Traumfrau nicht immer auf Ihrer Wellenlänge schwimmt, denkt oder handelt. Schließlich sind Sie zwei ganz unterschiedliche Individuen. Indem man nun miteinander kommuniziert, versucht man im Grunde nichts anderes, als sich wieder anzunähern. Und läuft dabei Gefahr, alles nur noch schlimmer zu machen. Das aber muss nicht sein.

DER SCHNÖDE MAMMON

Streit ums Geld scheint der Beziehungskiller Nr. 1 zu sein. Soziologe Jeff Dew untersuchte Anlässe, auf Grund derer Paare regelmäßig in Streit gerieten. Die Auswertung der Daten der umfassenden Familienstudie ergab, dass es auch vermehrt Zoff wegen Sex oder der Verteilung der Hausarbeit gab. Aber es zeigte sich, dass gerade die Auseinandersetzungen ums „liebe Geld" die Trennungsquote in die Höhe trieben. Dabei sind unverheiratete Paare noch mehr betroffen als Eheleute. (Psychologie heute, Mai 2009)

Das magische WIE

Reden und Zuhören ist eine Kunst. Und das Schöne daran: Man muss kein Naturtalent sein, man kann sie erlernen.

So schafft ein **ruhiger Ton** automatisch eine entspanntere Atmosphäre. Laut zu werden ist eine Unsitte und erzeugt fast immer Gegenwehr, die im Eifer des Gefechts in gegenseitigem Anschreien kulminieren kann. Das wiederum ist eine Form verbaler Gewalt und Ihrer nicht würdig. Zufriedene Paare bleiben sich auch beim Austragen einer Meinungsverschiedenheit darüber bewusst, dass die Gemeinsamkeiten das Trennende in Ihrer Partnerschaft überwiegen. Und sie möchten, dass das so bleibt.

Lassen Sie also eine Streitsituation nie außer Kontrolle geraten. Lieber eine kleine Pause einlegen und sich wieder beruhigen. Hören Sie dem anderen aufmerksam zu, und fallen Sie Ihrem Partner nicht gleich ins Wort. Ein paarmal tief durchatmen hilft da wirklich. Springen Sie im Ernstfall über Ihren Schatten und sagen Sie: „Ich verstehe, dass dich das geärgert hat. Gut, dass wir darüber reden."

VORSORGE TREFFEN

Hier noch ein netter, nicht ganz ernst gemeinter Vergleich. Wenn Sie mit Ihrem Auto unterwegs sind, und plötzlich leuchtet ein warnendes Lämpchen auf dem Armaturenbrett auf, kurz darauf ruckelt es, und dann knattert es auch noch bedrohlich, fahren Sie dann einfach unbeeindruckt weiter? So lange, bis Sie sich einen Kolbenfresser eingehandelt haben? Ganz bestimmt nicht. Lassen Sie dann doch auch in Ihrer Partnerschaft Probleme nicht so lange anwachsen, bis es für eine „Reparatur" schlicht zu spät ist.

Wenn Sie Kritik üben, kann es hilfreich sein, diese als Wunsch zu äußern. Sanft, aber bestimmt. Denn Sie sprechen ja miteinander, damit es Ihnen persönlich in einer bestimmten Angelegenheit besser geht und damit im Endeffekt auch dieser ganz spezifischen Partnerschaft mit diesem ganz besonderen Menschen.

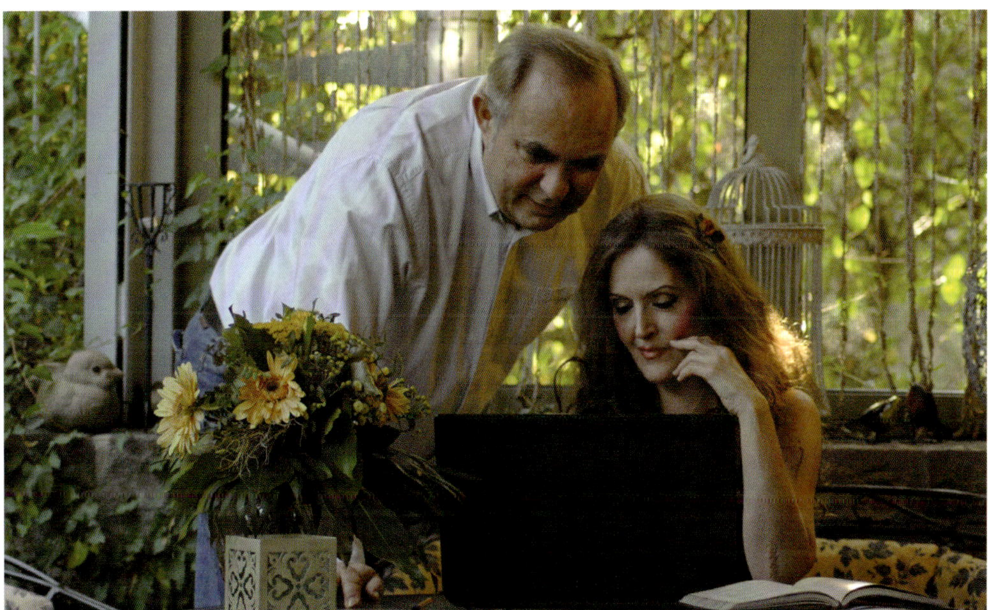

Respektieren Sie einander

Eine wahrhaft erfüllende Partnerschaft braucht IMMER gegenseitige Wertschätzung. Auch wenn die Partner verschiedener Ansicht sind.

Man muss nicht alles ausdiskutieren. Dabei läuft man nämlich leicht Gefahr, etwas zu zerreden. Es gibt nun einmal Themen, bei denen man eben keine Übereinstimmung erzielen kann. Wenn das die gemeinsame Beziehung nicht ernsthaft gefährdet, belassen Sie es einfach dabei. Sie wissen ja, dass es genug andere Aspekte gibt, bei denen Sie sich einig sind.

Der Autor und Coach Roland Koch-Wichmann macht eine interessante Feststellung: Je mehr ein Mann den Einfluss seiner Partnerin annehmen und schätzen lernt, desto besser gedeiht die Beziehung.

Konflikte haben durchaus auch mit dem Projizieren des Bildes der eigenen Mutter auf die Partnerin zu tun. Unbewusst wird dann auf eine Weise reagiert, die im Grunde gar nicht der Gefährtin selbst gilt und ihr oft ganz sicher nicht gerecht wird. Natürlich kann in ähnlicher Weise der Vater der Partnerin, auch wenn er lange nicht mehr am Leben ist, seinen Einfluss geltend machen.

Es gilt daher, das eigene Verhalten immer wieder zu überprüfen, auch und gerade, wenn man schon eine Weile miteinander lebt. Die Zauberformel ist simpel: Kommunizieren Sie miteinander auf einer ganz und gar gleichberechtigten Ebene. Bedacht und empathisch. Paarforscher John Gottmann ist der Ansicht, dass auf eine Negativerfahrung fünf positive kommen sollten.

Und wie sieht es in der Realität aus? Gerade dann, wenn die Kennenlernphase schon länger vorbei ist? Die Zeit also, in der Partner sich so richtig Mühe geben, dem oder der Angebeteten ein möglichst positives Bild von sich selbst zu zeichnen.

Mit den Jahren kann es dann aber passieren, dass man sich ein ganz bestimmtes Bild von seinem Partner oder der Partnerin gemacht hat, dieses für gottgegeben hält und Neues nicht mehr erwartet. Man meint einfach, man kennt sich gut genug, und läuft nun akut Gefahr, sich nicht mehr ausreichend zu bemühen.

Wer kennt sie nicht, die eingeschliffenen Paare, die sich auch gern mal in der Öffentlichkeit gegenseitig vorführen, sprich lächerlich machen? So nach dem Motto: Das hält mein Partner schon aus, den kenn ich wie meine Westentasche. Das mag manchen der anderen Anwesenden amüsieren, mehr aber auch nicht. Einen Gefallen tun Sie sich mit so etwas NIE. Wobei wir hier wohlgemerkt nicht von jenen Situationen reden, in denen man humorvoll über sich selbst oder über komische gemeinsame Erlebnisse lachen kann.

Bringen Sie einander Achtung und Respekt entgegen. Auch und gerade, wenn Sie mit- oder auch übereinander reden. Auf den richtigen Ton kommt es an. Das sind Sie Ihrer Partnerschaft schuldig.

Vergessen Sie niemals die alte philosophische Einsicht, dass alles ständig im Wandel begriffen ist. Auch der Mensch ändert sich, und das nicht nur äußerlich. Wenn Sie meinen, Sie wüssten, wie Ihr Partner denkt, wie er fühlt, wie er reagiert, mögen Sie oft Recht haben. Aber eben auch nicht immer. Verlernen Sie also nicht, in Bezug auf den Menschen, der Ihnen am nächsten steht, im positiven Sinne neugierig zu bleiben.

„Ehe und Wein haben eines gemeinsam: Die wahre Güte zeigt sich erst nach Jahren.“

William S. Maugham,
engl. Dramatiker und Schriftsteller

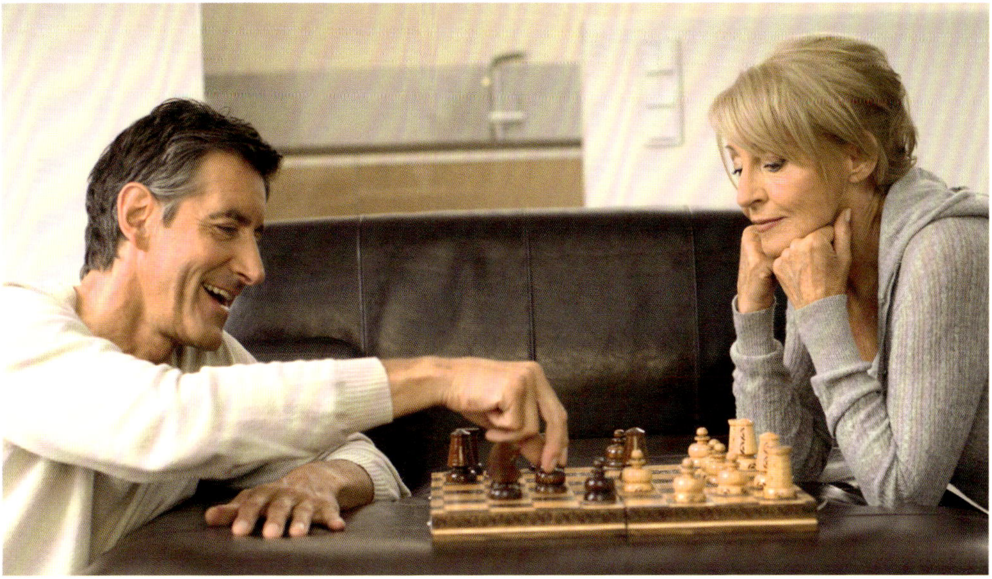

Liebe Worte sind wie ein Jungbrunnen für die Beziehung

Warum wohl gehen so manche Elternpaare auseinander, kaum dass der Nachwuchs aus dem Haus ist? Man hat sich nichts mehr zu sagen, ist unzufrieden mit dem anderen und fühlt im besten Fall nur noch Stagnation. Wir können hier nicht beurteilen, wann ein Auseinandergehen unumgänglich war. Aber eines ist sicher:

Jeder Beziehung tut es gut, wenn man sie nicht irgendwann als Selbstläufer betrachtet. Es gibt viele Arten von Kommunikation. Blicke, Gesten, Handlungen und einiges mehr. Unterschätzen Sie aber nie die Wirkung von Worten.

Reden Sie miteinander, so oft sich eine für Sie beide günstige Gelegenheit dazu ergibt. Halten Sie guten verbalen Kontakt und schlagen Sie dabei den richtigen Ton an. Manchmal muss man den Partner aber auch einfach

„Liebe ist kein Solo. Liebe ist ein Duett."

Adelbert von Chamisso,
dt. Forscher und Dichter

mal „in Ruhe" lassen. Können Sie gemeinsam schweigen? Auf die Balance kommt es nämlich an. „Trainieren" Sie möglichst jeden Tag, denn nur Übung macht den Meister.

Ein „Was ist denn auf einmal los? Ich mag dich, das weißt du doch." reicht nicht. Es ist so wichtig, sich immer wieder dieser Zuneigung und Liebe zu versichern, auch ohne triftigen Anlass. Mit einem ehrlichen Kompliment. In aufrechten, wertschätzenden, durchaus auch bewundernden Worten. Sie haben das verdient und Ihr Lebenspartner ebenso.

Nähe braucht Abstand

Bindung wird verstärkt durch gemeinsame Interessen. Das ist nach der ersten aufregenden Zeit als frischverliebtes Paar der gemeinsame Nestbau, das Aufziehen des gemeinsamen Nachwuchses, der jährliche Urlaub oder ein schönes Hobby, das man zu zweit oder vielleicht zusammen mit anderen Gleichgesinnten ausübt.

Das eigene Heim erlebt man im Idealfall als Rückzugsort in Hinblick auf berufliche Herausforderungen und anderen Druck von außen. Irgendwann verläuft der Alltag in ziemlich geregelten Bahnen, die man eine Weile durchaus als erfüllend betrachtet. Auch deshalb, weil die „Tretmühle" Strukturen vorgibt, an denen man sich festhalten kann und die einen mehr oder weniger rund um die Uhr beschäftigen. Man ist schließlich zeitlich so ausgelastet, dass man an neue Aktivitäten kaum denken mag.

Neues planen und entdecken

Doch sobald man ein gewisses Lebensalter erreicht hat, sieht das auf einmal anders aus. Viele Paare kommen dann einen Punkt, wo sie sich fragen: „Das soll es jetzt gewesen sein?" Eine gewisse Leere schleicht sich ein. Und genau jetzt ist Partnerschaft gefragt.

Unternehmen Sie wieder mehr zusammen! Nutzen Sie die nach und nach gewonnene Zeit, um Ihre Partnerschaft auf eine neue Ebene zu stellen. Es gibt so viel, was Sie zusammen ausprobieren können. Gemeinsame Aktivitäten können Ihr Leben auf eine ganz besondere Weise bereichern. Schlagen Sie nach im Kapitel Mach was Sinnvolles! Ob Sie nun einen bestimmten Sport miteinander ausüben, sich ehrenamtlich in gemeinnützigem Sinne engagieren oder einen Lektürekreis für Gleichgesinnte gründen, Sie werden NEUE Gemeinsamkeiten entdecken. Und glauben Sie uns, das kann sehr befriedigend sein.

Oder treffen Sie doch einfach mal wieder Ihre gemeinsamen Freunde...

Unter dem Titel „Befreundete Paare festigen die Beziehung" heißt es in einem Artikel aus psychologie heute vom Februar 2011: „Befreundete Paare bereichern und stabilisieren einander, sie sind sich wechselseitig ein Katalysator für Beziehungszufriedenheit." Nach einem netten Abend zusammen fühle man sich regelrecht beschwingt und verbunden – und das nicht nur von Paar zu Paar, sondern von Partner zu Partner. Hintergrund ist eine Untersuchung des Psychologen Richard Slatcher. Diese zeigt eindeutig, dass es dabei aber durchaus darauf ankommt, worüber man sich austauscht. Smalltalk allein etwa führte nicht zu den positiven Ergebnissen. Erst wenn die Beteiligten von ihren persönlichen Erfahrungen sprachen und ein wenig „von ihrem Innenleben" preisgaben, setzte der erwünschte Effekt ein. Slatcher fasst zusammen: „Es war den Partnern, als ob diese Freundschaft einen Funken in ihre eigene Beziehung schlug." Fazit: Nicht oberflächliche Geselligkeit, sondern freundschaftliche Verbundenheit zählt wirklich.

Wie romantisch

Die im Jahr 2012 erschienene Studie des Allensbach-Institutes zum Thema:"Was bedeutet Partnerschaft für die Deutschen?" spricht eine deutliche Sprache. Das Ergebnis: Eine glückliche, stabile Beziehung gilt den allermeisten Befragten als ein wesentliches Lebensziel.

Mehr als zwei Drittel glauben an die Liebe des Lebens! Auch in Zeiten erhöhter Scheidungsraten will man eine auf Dauer angelegte Beziehung also nicht missen. Das heißt im Klartext: Trotz gestiegener Trennungsquote ist die Mehrheit der Menschen nicht bereit, die Sehnsucht nach der idealen Partnerschaft aufzugeben.

Über 90 Prozent geben an, dass sie es für sehr wichtig halten, sich aufeinander verlassen zu können. Und schon ab 30 stellen ganze 65 Prozent der Teilnehmer Harmonie über sexuelle Erfüllung. Wenn sie die Wahl zwischen einer romantischen Beziehung und leidenschaftlicher Liebe hätten, würden sich nur gerade mal 20 Prozent für letztere entscheiden. Um die 90 Prozent wünschen sich überdies Treue!

Die 30-jährigen sind da übrigens noch strenger als die 60-jährigen. Obwohl angezweifelt werden darf, dass viele der Befragten ihren eigenen Ansprüchen in der Realität gerecht werden, ist festzuhalten: Auch das Ideal der „ehelichen" Treue hat offenbar nach wie vor Bestand. Wohl auch dann, wenn der Bund fürs Leben schon einmal gelöst wurde. Eine nicht unerhebliche Zahl an der Ehe Gescheiterter probiert es noch mal.

So stellt Elisabeth Niejahr in der ZEIT fest: „Wer die Ehe erlebt hat, will offensichtlich nicht ohne sie sein." Um wie viel mehr mag dies dann für Partnerschaften ohne Trauschein gelten?

Das Bedürfnis der Menschen nach trauter Zweisamkeit ist ungebrochen. Und in diesen Rahmen gehören auch Emotionen wie Lust und Leidenschaft. Isabella Rossellini (60), die Tochter von Ingrid Bergmann, sagte einmal: „Für Romantik und Liebe ist man nie zu alt." Auch wenn man sich nicht mehr ständig verliebe wie ein Teenager.

Natürlich hat sie Recht. Guten, das heißt für beide Partner erfüllenden Sex haben keineswegs nur jüngere Menschen. Neue Studien zeigen, dass ältere Paare in dieser Hinsicht offenbar mehr Spaß haben denn je. In einer Langzeitstudie der Universität Göteborg geben über 90 Prozent der Siebzigjährigen an, eine positive Einstellung zum Sex zu haben.

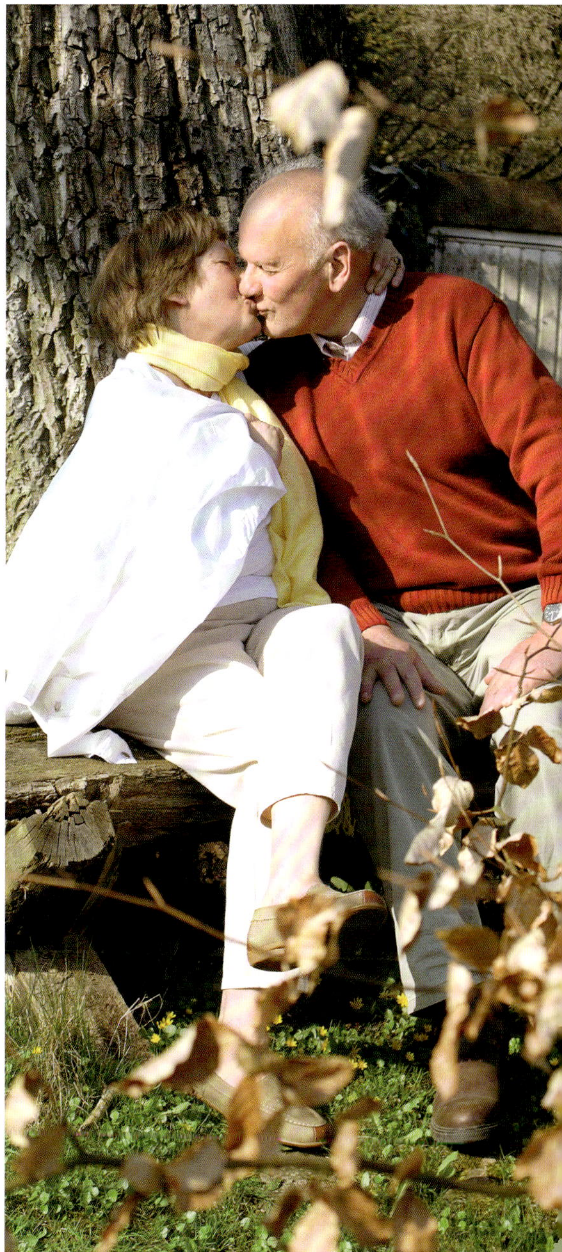

EXPERTEN-INTERVIEW: ERIKA BERGER

EIN OFFENES WORT ZUR RICHTIGEN ZEIT

Die geborene Münchnerin hat sich als Reporterin, Kolumnistin, Fernsehmoderatorin und Sexberaterin im gesamten deutschsprachigen Raum einen Namen gemacht. Sie veröffentlichte zahlreiche Bücher.

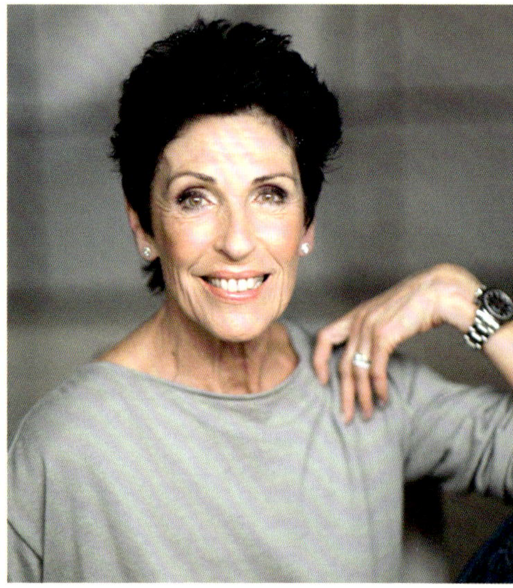

Viele Menschen meinen, Sex sei vor allem in den Sturm-und-Drang-Jahren wichtig und verliere in der zweiten Lebenshälfte rapide an Bedeutung. Ist dem so?

Es ist richtig, dass in jungen Jahren, also in der Sturm- und -Drang-Zeit Sex besonders wichtig ist. Zum einen, weil man neugierig auf das andere Geschlecht ist, weil man anfängt zu experimentieren, und zum anderen, weil man seine vorhandenen Kräfte austoben will. In der zweiten Lebenshälfte ist es normal, dass die Bedeutung abnimmt – aber nicht, weil die Lust dazu fehlt, sondern weil hier das Leben Anforderungen stellt, die manchmal die Lust auf die Liebe nehmen. Und noch etwas: weil man sich kennt und weil immer alles auf dem gewohnten Platz liegt!

Wäre es denn „normal", wenn ein Paar, das seit Jahrzehnten zusammen ist, sich nicht mehr so glühend begehrt wie zu Anfang der Beziehung?

Natürlich ist das normal und darf auch nicht überbewertet werden. Aber – man muss immer gegensteuern. Die Liebe und auch die Sexualität müssen gepflegt werden. Das heißt, die Neugierde auf den anderen darf nicht einschlafen.

Es ist ja viel untersucht worden. Geben uns die Statistiken einen Anhaltspunkt, welche Sex-Frequenz in der Altersgruppe 60 bis 69 „üblich" ist?

Die Sex-Frequenz in dieser Altersgruppe sollte immer selbstbestimmt und dann auch ausgelebt werden. Hier darf man nicht vergessen, dass mit zunehmendem Alter Krankheiten oder überhaupt Zipperlein die Lust auf Sex stark „ verwässern".

Bei nicht wenigen Paaren schläft das Liebesleben im Laufe der Jahre ein. Müssen die sich Sorgen machen? Ist eine glückliche stabile Beziehung auf Dauer auch ohne Sex möglich?

Nein, Sorgen müssen sich diese Paare nicht machen, und eine stabile Beziehung ist auch ohne Sex denkbar. Nur – und das ist hier sehr wichtig, darüber muss das Paar sich unbedingt sehr ehrlich aussprechen. Damit es zu keinen Missverständnissen führt.

Was würden Sie Paaren unserer Zielgruppe raten? Wie könnten die wieder mehr Schwung in ihr Liebesleben bringen?

Auch hier muss man sehr ehrlich sein und miteinander reden, Wünsche und Abneigungen äußern. Und man darf nicht den Fehler machen, Sex überzubewerten. Schwung ins Liebesleben bringen gemeinsame Aktivitäten, aber auch Gespräche über die Lust und die Liebe. Man kann übrigens auch mal wieder an besonders schöne Erlebnisse von „damals" anknüpfen.

Trifft es zu, dass sich viele Männer dieser Altersgruppe, deren Manneskraft nicht mehr so ausgeprägt ist wie früher, im Schlafzimmer zunehmend unter Druck fühlen und Versagensängste haben? Oder ist das eine Problematik, die wenig mit dem Alter zu tun hat?

Ja, das ist richtig, denn wenn ein Mann weiß, dass er z. B. unter Erektionsstörungen leidet, ist er nicht unbedingt wild darauf, das immer wieder unter Beweis zu stellen. Und das baut Druck und Ängste auf, denn Sie wollen sich ja nicht blamieren. Es ist aber auch ein Problem, mit dem Männer in jüngeren Jahren bereits zu kämpfen haben. Mein Rat – nicht feige sein, sondern mal zum Arzt gehen.
Es gibt für alles eine sinnvolle Lösung.

Ist es überhaupt so, dass die Männer der begrenzende Faktor sind, wenn es nicht mehr so kracht wie früher? Oder liegt das immer an beiden?

Es ist sicherlich der Mann, der sich zurückzieht, mit fadenscheinigen Ausreden, wenn er es nicht mehr „krachen" lassen kann. Aber auch Frauen reagieren nicht wirklich geschickt, weil sie hinter seiner vermeintlichen „Unlust" immer gleich eine andere Frau vermuten – und dann beleidigt und verletzt reagieren. Also auch hier – ein offenes Wort zur richtigen Zeit!

Sex ist ja bei allen positiven Seiten auch anstrengend. Gibt es medizinische Gründe dafür, diese Anstrengung zu meiden?

Stimmt. Wer z. B. Probleme mit dem Herzen hat oder Bluthochdruck usw., der sollte über das, was er sich zumuten darf, mit seinem behandelnden Arzt sprechen.
Eines ist aber immer wichtig – sich niemals überanstrengen, immer auf die Reaktionen seines Körpers achten. Und ehrlich, irgendwann ist der „Doppelte Rittberger" auf der Matratze nicht mehr angesagt!

Muss es überhaupt beim Sex immer zur Vereinigung kommen oder gibt es auch kuscheligere Formen?

Nein, muss es nicht! Die intime Nähe zum Partner, ihn fühlen, ihn streicheln und berühren kann sehr befriedigend sein. Hände, Lippen und Zunge auf Wanderschaft gehen zu lassen, kann wunderbar sein. Und ausgesprochen kuschelig! ■

BÜCHER VON ERIKA BERGER

Spätes Glück – Liebe, Sex und Leidenschaft in reifen Jahren: Buch, mvg Verlag, Oktober 2008

Lust statt Frust – Meine Wohlfühlformeln: Buch, mvg Verlag August 2007

Astroblick: Monatliche Kolumne

Erika Bergers sinnliche Sternstunden: Wöchentliche Internet-Kolumne bei RTL

„Power mit 50": Bastei-Lübbe Verlag

„Frauenträume – Intime Bereiche": Moewig Verlag

„Körpersprache der Erotik": Ariston Verlag

„Der Bettknigge": Heyne Verlag

„Neue Zärtlichkeit": Heyne Verlag

„Eine Chance für die Liebe": Goldmann Verlag

Bei aller Liebe, vergessen Sie nicht, dass Sie ein eigenständiger Mensch sind

Gerade wenn man sich länger kennt, viel Zeit miteinander verbringt und sich aneinander gewöhnt hat, ist es wichtig, sich immer noch als Individuum zu erleben. Wir kennen jedenfalls niemanden, der als Klette geboren wurde, Sie vielleicht? Ihr Partner und Sie sind keine siamesischen Zwillinge! Unternehmen Sie daher nicht ALLES „im Doppelpack".

Eine Beziehung wird bereichert und damit stabilisiert, wenn jeder der Partner neben gemeinsamen Unternehmungen auch seine ureigenen Interessen verfolgt. Wann, wenn nicht jetzt? Auf die richtige Mischung von Unabhängigkeit und Nähe kommt es an.

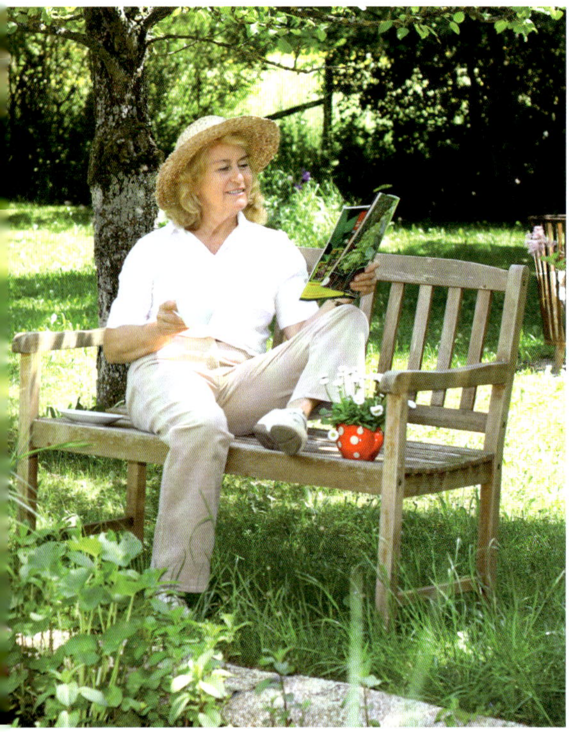

Schaffen Sie sich Freiräume!

Gehen Sie zu dem Meeting, dass Sie eigentlich besuchen möchten. Allein. Belegen Sie diesen Kurs, der Sie wirklich interessiert. Allein. Nehmen Sie einen Freund oder eine Freundin mit, wenn es denn gar nicht anders geht und Sie es sich ganz auf sich gestellt überhaupt nicht mehr vorstellen können. Aber nötigen Sie Ihren Partner nicht!

Für eine gute Beziehung müssen nicht alle Ihre Interessen deckungsgleich sein. Und gestehen Sie Ihrem Liebsten oder Ihrer Liebsten das gleiche Recht zu.

Treffen Sie Entscheidungen für sich selbst! Denn so halten neue Gesprächsthemen Einzug in Ihr beider Leben. Es wird wieder spannender. Nicht auszuschließen, dass man Sie in der getrennt voneinander verbrachten Zeit richtig vermisst und sich dementsprechend freut, wenn Sie endlich wieder zu Hause sind.

Aber das sollte nun nicht der Hauptgrund für Ihr Bestreben sein, sich eigene Freiräume, sprich: Lebensbereiche, zu öffnen. Es ist zugegebenermaßen ein durchaus hübscher Nebeneffekt. Doch in erster Linie geht es um Sie selbst.

Vielleicht haben Sie den Wunsch, Ihren Partner in Ihre neuen Erfahrungen enger einzubinden, gerade dann, wenn Sie selbst davon fasziniert sind. Sie sind der festen Überzeugung, dass auch ihm oder ihr die gewonnenen Erkenntnisse gut täten. Möglicherweise haben Sie da durchaus Recht. Aber das ist nicht Ihre Baustelle. Entscheidungen für den anderen zu treffen ist immer ein Eingriff in dessen persönliche Sphäre. Warten Sie nicht darauf, ob es Ihnen gelingt, Ihren Partner oder Ihre Partnerin in eine bestimmte Richtung zu bewegen.

ER: „Das klappt nicht, das kann ich Ihnen aus eigener Erfahrung sagen. Ich habe mich bewegt, als ich merkte, dass meine Frau von mir losgelassen hat und sich auf ihren Weg begeben hat."

SIE : „Wichtig ist, den ganzen Mut zu nehmen und vielleicht eine Zeitlang Schritte allein zu gehen und dann dort stehen zu bleiben, wo der richtige Platz ist. So bewegt sich dieser Partner entweder auf mich zu, bewegt sich mit mir mit, oder ich bewege mich auf etwas Neues zu."

(Soweit die bekannten Paartrainer Wolfram und Eva-Maria Zurhorst)

Auch mal allein

Loslassen ist nicht nur dann wichtig, wenn es um die flügge gewordenen Kinder geht.

WENN Ihr Partner zu Ihnen steht und SIE ihm vertrauen, gibt es keinerlei Einwände dagegen, eigene Wege auszuprobieren und Freude dabei zu empfinden. Im Gegenteil. Es kann frischen Wind in Ihre Gemeinschaft tragen und sie geradezu beflügeln.

Doch wenn Sie dem anderen nicht vertrauen können und Sie eigentlich der Überzeugung sind, dass er oder sie im Grunde nicht zu Ihnen steht, dann sind die eigenen Wege geradezu unerlässlich.

Mit Ihrer Lebenserfahrung wissen Sie doch inzwischen ziemlich genau, was Ihnen gut tut. Oder etwa nicht ?

VERTRAUENSSACHE

Der Begriff „Partner" wurde von uns im 19. Jahrhundert aus dem Englischen in die deutsche Sprache übernommen und entstand ursprünglich aus dem mittelenglischen „parcener" = Teilhaber. Heute wird das Wort fast schon inflationär gebraucht. Vom Koalitionspartner, Tarifpartner, Geschäftspartner, Handelspartner usw. ist die Rede. Zugrunde liegt aber immer der Wunsch oder die Absicht, Vertrauen herzustellen. Es geht darum, GEMEINSAM ein Ziel zu verfolgen. Übrigens: Selbst der Sparringspartner hat seine Funktion, obwohl man diesen Part in einer Beziehung eher nicht übernehmen sollte...

EXPERTEN-INTERVIEW: PROF. DR. MED. TOBIAS ESCH

VERBUNDENHEITS- UND GLÜCKSGEFÜHLE

Prof. Dr. med. Tobias Esch ist Arzt, Gesundheitswissenschaftler und Stressforscher. Er arbeitete sowohl als Facharzt für Allgemeinmedizin (Hausarzt) als auch als Wissenschaftler, z. B. an der Harvard Medical School in Boston oder der Berliner Charité. An der Hochschule Coburg baute er einen Studiengang zur Integrativen Gesundheitsförderung auf. Daneben ist er seit über 10 Jahren in einem neurowissenschaftlichen Team an der State University von New York tätig. Sein Schwerpunkt liegt seit zwei Jahrzehnten auf dem Gebiet der Gesundheitsforschung – mit der zentralen Frage, was Menschen gesund hält und was ihre Widerstandskraft erhöht oder eben unterhöhlt. Dabei stößt er immer wieder auf biologische Aspekte von Glück und Zufriedenheit, aber auch auf die uns allen innewohnenden Selbsthilfe- und Selbstheilungsfähigkeiten. Prof. Esch ist regelmäßiger Gast in Funk und Fernsehen.

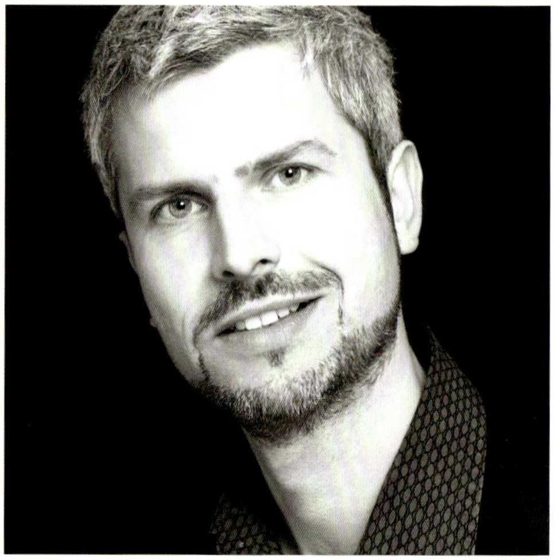

Herr Prof. Esch, Sie haben sich als Arzt und Wissenschaftler neben vielen anderen Themen auch mit dem „Kuscheln" beschäftigt. Was hat da Ihre Neugierde geweckt?

Als Natur- und Gesundheitswissenschaftler – und vor allem als Mediziner mit einem großen Interesse an biologischen Zusammenhängen – frage ich mich immer wieder, ob etwas, was Menschen und sogar Tiere überall auf der Welt tun und das sich offensichtlich gut und richtig für sie anfühlt, nicht eine tiefe Wurzel in der Evolution und in unserer Biologie haben könnte und damit auch eine Bedeutung für unser Wohlbefinden und die Gesundheit – und für die Medizin. Es ist sicher kein Zufall, dass wir „kuscheln", uns danach sehnen; dass es uns gefällt. Sondern es hat System!

Haben sich Ihre Vermutungen bestätigt? Unter den Möglichkeiten, was man zu zweit so machen kann, ist Kuscheln ja eher harmlos. Geht da – für manchen unerwartet – in unserem Körper so richtig die Post ab?

In der Tat scheinen wir Menschen wie gemacht für das „Kuscheln". In diesem Moment inniglicher Verbundenheit werden unsere inneren Belohnungszentren im Gehirn aktiviert, ein ganzes Orchester an Botenstoffen wird frei gesetzt – mit unterschiedlichen Tonfärbungen, Aufgaben und Rollen, mit unterschiedlichen Klängen und Tonarten und in abgestimmter zeitlicher Aufeinanderfolge. Der Sinn ist immer der gleiche: Wir sollen uns wohlfühlen, beschützt, berührt, behütet und vor allem *verbunden*. Stress, Angst und wohl auch Schmerz sollen nachlassen, wir spüren etwas Tiefes: die soziale Komponente unseres Daseins – das „Wir" in uns.

Kleine Ursache, große Wirkung. Wie wichtig sind denn diese Stoffe für unser Wohlbefinden? Was bewirken Sie?

Es kommt zu einer physiologischen Gegenreaktion gegen Stress. Stresshormone werden abgebaut oder gehemmt, Stress-Gegenspieler aktiviert. Dadurch weiten sich unsere Gefäße, das Herz schlägt langsamer, der Blutdruck sinkt – außer vielleicht, wenn wir frisch verliebt sind – und wir fühlen uns einfach „wohlig". Auch das Immunsystem, das manchmal mit überschießenden oder entzündlichen Reaktionen zu tun hat oder einfach nicht gut funktioniert, wird wieder „moduliert", das heißt auf ein rechtes Maß gebracht. Sogar der Schlaf oder Gedächtnisprozesse können sich verbessern. Die Stimmung steigt, Depressivität oder Ängstlichkeit nehmen ab. Ein Rundum-Wohlfühlprogramm!

Das sind zweifellos hoch willkommene Effekte. Kann man die auch anders abrufen? Durch ein Stück Schokolade, durch angenehme Musik, stimulierende Düfte?

Ja, das geht. Wobei schon Paracelsus sagte: *Gift ist Dosis.* Forscher-Kollegen konnten zeigen, dass Schokolade, wenn man sie über einen bestimmten Punkt hinaus essen *muss*, nicht nur *nicht* mehr glücklich macht, sondern sogar unangenehm werden kann, es werden dann eher Angst- und Stressmechanismen aktiviert, stimmungsdämpfende Zentren im Gehirn. Aber am Anfang und in der richtigen Dosis macht Schokolade froh, die meisten Menschen jedenfalls. Sie „belohnt" uns irgendwie, gerade, wenn wir gestresst sind. Viele der Mechanismen dahinter hat man entschlüsselt.
Das gilt auch für Düfte. Aber Vorsicht: Obwohl biologisch hinter diesen Effekten prinzipiell die gleichen Mechanismen stecken, so ist doch das, was glücklich macht oder was uns „warm uns Herz" werden lässt, sehr individuell. Es hängt von unseren Vorerfahrungen, Erwartungen oder auch der momentanen Gestimmtheit und Verfassung ab. Allerdings gibt es einige Dinge, die uns immer wieder Glücksschauer verpassen: Musik beispielsweise, Bach, Mozart ... wenn wir das Gefühl haben, zutiefst berührt zu werden, etwas „Göttliches" oder „Geniales" zu vernehmen, wenn wir eine Gänsehaut bekommen. Die Wissenschaft sagt dann etwas profan: Du hast gerade einen hohen Ausstoß von Oxytozin bemerkt, das manchmal auch als „Kuschelhormon" bezeichnet wird.

Wenn Stoffe wie Oxytozin also speziell beim Kuscheln ausgeschüttet werden, hieße das ja, dass Kuscheln eine Art Urbedürfnis ist.

Oxytozin wird nicht nur beim „Kuscheln" ausgestoßen. Aber es stimmt: Es hat eine ganz wichtige „urbiologische" Funktion. Es steht für den Prototyp aller inniglichen und fürsorglichen Beziehungen: die Mutter-Kind-Bindung. Nicht nur erzeugt es eben jenes wohlige Verbundenheits- und Sicherheitsgefühl – oder kann das Wärmekleid unseres Körpers verstärken, indem es die Gänsehaut verursacht –, es wird auch bei der Wehentätigkeit der Gebärenden ausgeschüttet oder ist für den Milchfluss der stillenden Mutter verantwortlich. Es „kümmert" sich gewissermaßen um alles, was in dieser Zweierbeziehung so essenziell wichtig ist. Urbedürfnisse eben. Wir bekommen das Gefühl von Affiliation und Fürsorge, dass wir uns kümmern und dass man sich um uns kümmert, dass der andere mir wichtig ist, echte Sorge eben: Du bedeutest mir etwas. Übrigens bilden auch Männer Oxytozin.

Das höchste Glück des Lebens besteht in der Überzeugung, geliebt zu werden.

Victor Hugo, franz. Schriftsteller

Nun bleiben wir ja leider nicht immer klein. Wir werden erwachsen und oftmals im Laufe des Lebens auch härter. Da bleibt doch sicher bei vielen die Fähigkeit zum Kuscheln auf der Strecke – vielleicht besonders bei den Männern.

So einfach ist das nicht. Es stimmt wohl, dass Frauen – Mütter zumal – biologisch höhere Oxytozinspiegel im Blut oder Gehirn kennen als Männer – und diese auch gut „tolerieren" müssen. Das ist sowieso interessant: Oxytozin ist sehr wirksam, es wirkt sehr schnell, auch in der Medizin. Das Gehirn ist einfach sehr empfänglich dafür.
Und trotzdem, anders als bei vielen anderen Botenstoffen und Hormonen, scheinen wir kaum Mechanismen zu haben, um bei einem „Überangebot" schnell eine Toleranz zu entwickeln, uns gewissermaßen unempfindlich zu machen. Das ist bei vielen Boten- oder Wirkstoffen anders.
Aber beim Oxytozin scheint es sich wirklich um ein biologisch so bedeutsames und „tief" wirkendes Molekül zu handeln, dass die Natur nicht bereit war, einen Mechanismus zur schnellen Sperrung seiner Wirkung einzubauen, die „Entsperrung" könnte dann ja vielleicht einmal schief gehen.
Und es ist auch richtig, dass, spätestens nach der Phase der Geburt und des Stillens, die „Oxytozinwellen" eher kleiner werden. Aber aus der Forschung wissen wir heute auch, dass eine Bereitschaft und die Fähigkeiten dahinter – auch die biologischen Prinzipien – lange erhalten bleiben. Auch bei Männern. Man muss sie nur nutzen, immer wieder anstoßen. Und sich nicht dem Stress oder der Überforderung (oder dem sozialen Rückzug) völlig übergeben.
Übrigens finden wir sogar im Herz ein eigenes Oxytozinsystem. Ist das nicht interessant? Mir fallen da viele Assoziationen ein. Aber die Wissenschaft ist hier noch ganz am Anfang.

Ist Kuscheln ein reiner auf Berührung zu reduzierender Akt, ein physikalischer Ablauf? Man hat jemanden im Arm, berührt sich sanft, und dann läuft etwas ab. Kann das eine beliebige Person sein? Es soll ja sogar schon Kuschelpartys geben, auf denen Singles sich die Ihrer Meinung nach so wichtigen Streicheleinheiten von Fremden holen.

Na ja, wenn man einmal verstanden hat, dass Vertrauen und Beziehung in diesem Prozess einer wirklich tiefen Verbundenheit von immenser Bedeutung sind, dann wird man schnell sehen, warum das Herausschälen eines einzelnen Elements – das der mechanischen Berührung beispielsweise – eben kein vollständiger Ersatz für das ganze „echte" Programm sein kann. Es geht schließlich um Sicherheit, Vertrauen, Schutz und Partnerschaft.

Das hieße dann ja, dass Kuscheln ein wichtiges Element jeder Partnerschaft sein sollte und wahrscheinlich auch gar nichts mit dem Alter der Beteiligten zu tun hat? Oder nehmen die positiven Effekte mit zunehmendem Alter ab?

Es gibt sicher biologisch-hormonelle Veränderungen über die Lebenszeit. Bei den Frauen kommt der größte Umschwung schon viel früher, da kann man noch nicht wirklich von „Alter" sprechen. Sie passen sich, so könnte man meinen, dann den Männern an. Aber die Fähigkeit bleibt grundsätzlich erhalten, selbst wenn sich der „Klang" ändert. Die beschriebenen positiven Effekte bleiben weiterhin möglich, sie sind eben biologisch, „zwischen*menschlich*". Das sieht man auch bei der häufig sehr inniglichen Beziehung zwischen Großeltern und Enkelkindern. Man muss dieses innere Fürsorge-System aber auch benutzen – *use it or lose it*, nutze es, oder Du verlierst es!

Wenn wir hier vom Kuscheln sprechen, hat das also offenbar nichts mit Sex zu tun.

Im Prinzip erst einmal nicht. Wir sprechen hier nicht primär von der romantischen Liebe, eher von der elterlichen oder familiären, von einer allumfassenden Liebe und Verbundenheit.

Wir waren vorhin schon bei der Frage, ob Kuscheln ein Urbedürfnis ist. Was machen dann denn Leute, die keinen Kuschelpartner haben? Was fehlt denen, und wie können sie es kompensieren?

Es gibt viele Möglichkeiten, dieses Affiliationsgefühl wachzurufen. Für Großeltern kann das der Kontakt zu den Kindern und gerade auch den Enkeln sein. Oder das Zusammenleben mit jüngeren Mitbewohnern in einem Mehrgenerationenhaus.
Wir wissen heute, dass auch das Engagement für Andere, d. h. ein ehrenamtliches oder prosoziales, altruistisches Verhalten, genau jene positiven Regulationsmechanismen und Zentren anspornt und trainiert. Dahinter stehen ja, wie gesagt, Urbedürfnisse. Ich kann also auch mit einer Idee, einem Thema, mit meinem Sportverein oder einer Kultur verbunden sein, darin „Sinn" finden, Sinnvolles oder Inspirierendes erleben. Mit Musik, einem Hobby, mit meinen Nachbarn und Freunden. Viele erleben tiefe Verbundenheits- und Glücksgefühle in der Natur, mit einem Haustier. Und sehr viele Menschen auch im Glauben.

Im Gebet oder in der Meditation können wir uns innerlich einstimmen, mit uns selbst, aber auch mit unserer Umwelt und dem Umfeld in einen engen Kontakt und Austausch treten, resonant – ja, manchmal sogar „transzendent" – werden. Das kann man dann sogar im Gehirn experimentell zeigen. Wenn wir also akzeptieren, dass Verbundenheit und Beziehung Urbedürfnisse sind, für die wir schlicht „gemacht" sind, dann finden sich immer Wege, dieses zuzulassen und zu praktizieren. Selbst mit den Liebsten, die wir vielleicht im Herzen tragen, die aber möglicherweise nicht mehr unter uns weilen, fühlen sich Menschen mitunter noch zutiefst verbunden.

Zusammenfassend kann man also sagen, dass Kuscheln, dieses unspektakuläre Zeigen von Nähe, es so richtig in sich hat.

„In sich", Sie sagen es. Diese Möglichkeit des In-Kontakt-Kommens ist viel weniger körperlich, sondern ein tiefes innerliches Gefühl von Nähe und Berührung. Wir Menschen sind dafür gemacht. Haben wir zu wenig davon, dann verkümmert dieser Teil vielleicht, zumindest entbehren wir eines der schönsten Gefühle, die man haben kann: Echte, partnerschaftliche Sorge füreinander, lieben zu können und geliebt zu werden, so wie wir sind, mit allen „Macken", die wir haben. Partnerschaft und dauerhafte Beziehungen sind ohne jenen Anteil kaum vorstellbar: Das ist der Kitt, der uns zusammenhält – durch dick und dünn. ■

LITERATURTIPP

Das von Prof. Tobias Esch verfasste Werk „Die Neurobiologie des Glücks – Wie die Positive Psychologie die Medizin verändert" (Thieme 2011) war auf den Fachbuch-Bestsellerlisten.

Im Herbst 2012 erscheint von Tobias und Sonja Maren Esch „Stressbewältigung mithilfe der Mind-Body-Medizin. Trainingsmanual zur Integrativen Gesundheitsförderung".

Lieben zu können und geliebt zu werden, so wie wir sind, ist eines der schönsten Gefühle, die man haben kann.

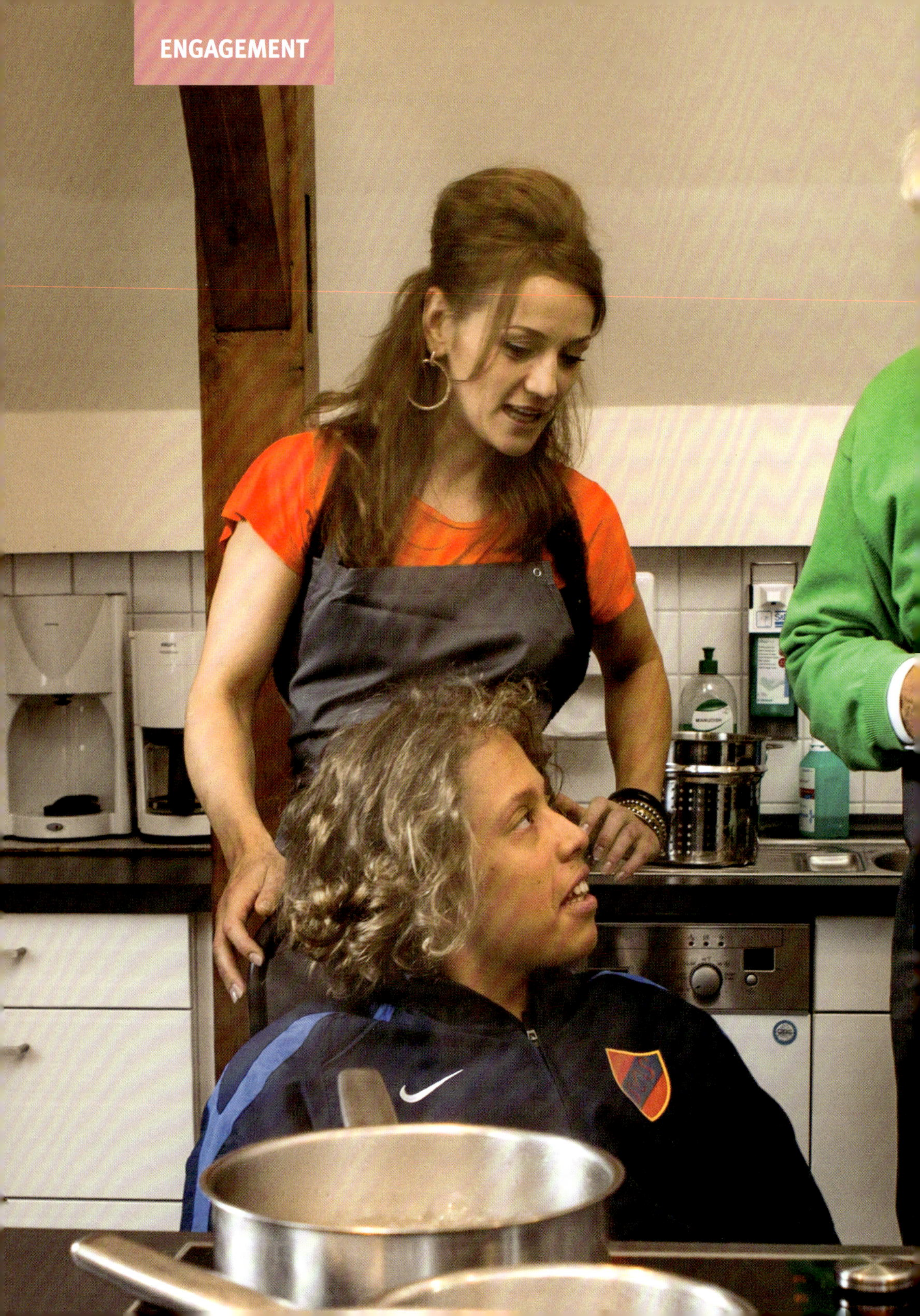

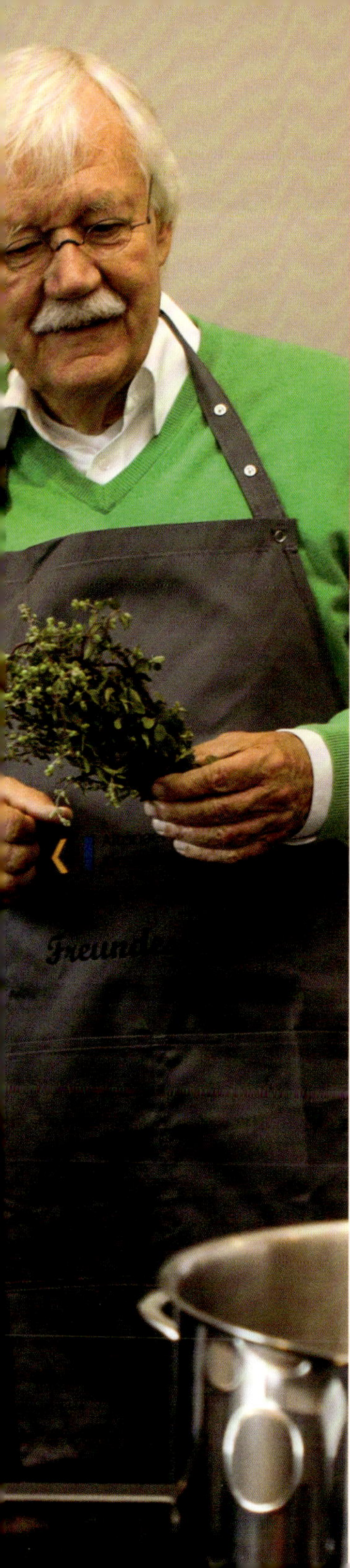

6

Mach etwas Sinnvolles!

„Ich habe das große Glück als ‚reifer' Ü60-iger noch voll im Berufsleben zu stehen und mit dem, was ich tue, auch eine große Zahl von Menschen zu erreichen. Das bedeutet mir viel und würde mir sicherlich auch fehlen. Trotzdem habe ich das Bedürfnis, noch mehr zu tun. Nicht nur unterhalten, sondern auch Menschen helfen. Seit vielen Jahren unterstütze ich die Deutsche Muskelschwundhilfe und schmiere bei der Tafel in Hamburg und Lübeck Brote. Besonders viel bedeutet mir meine Tätigkeit in einem Kinderhospiz. Jeder würde zunächst vermuten, dass es fürchterlich bedrückend sein muss, sterbenden Kindern etwas vorzulesen. Doch ich erlebe immer wieder, dass meine Anwesenheit diesen Kindern Freude macht. Dass sie dankbar sind, dass ich da bin. Wenn ich danach nach Hause gehe, habe ich das Gefühl, ein glücklicher Mensch zu ein. Anderen eine Freude bereiten zu können, ist ein schönes Gefühl. Und wenn man sieht, wie schlecht es vielen Menschen geht, relativiert sich vieles von dem, was einen selbst belastet."

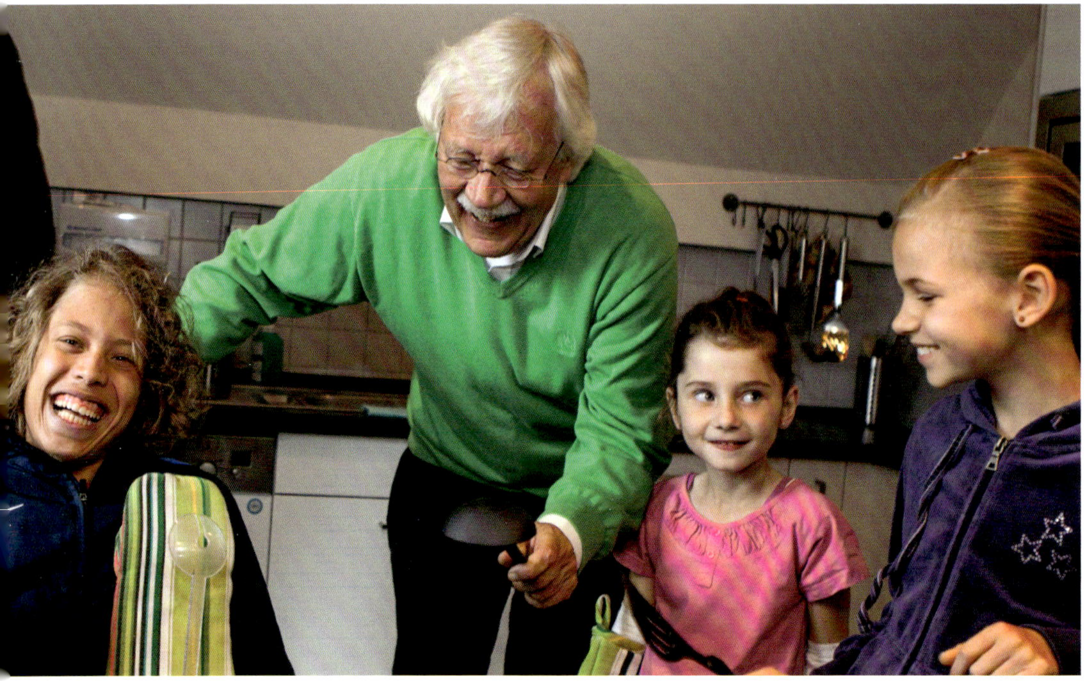

Sich einbringen tut gut

Spätestens ab Mitte 60 beginnt für die meisten von uns ein neuer Lebensabschnitt: der Ruhestand. Meistens ändert sich dann schlagartig der Tagesablauf. Termine und Verpflichtungen, die dem Alltag Struktur gegeben haben, werden hinfällig. Ohne Beruf, der uns das Gefühl gibt, gebraucht zu werden, fallen viele erst einmal in ein Loch.

Dabei können Sie sich und Ihre spezifischen Fähigkeiten in vielerlei Weise einbringen – zum Nutzen anderer und der Gesellschaft. Es gibt eine nahezu unbegrenzte Auswahl: Von der privaten Kinderbetreuung bei jungen Eltern im Haus nebenan bis hin zur ehrenamtlichen Mitarbeit in einer sozialen Organisation oder Einrichtung. Hier sind Ihre individuellen Erfahrungen und Talente hochwillkommen.

Die Vorteile liegen auf der Hand: Sie haben eine neue Aufgabe, tragen wieder Verantwortung, bleiben offen für bereichernde Erfahrungen und kommen in fruchtbaren Kontakt mit hilfsbedürftigen Menschen oder anderen Engagierten.

Und das Schöne: Sie müssen jetzt nicht mehr volle 40 Wochenstunden einbringen, sondern eben nur so viel, wie Sie mögen.

Eine neue Herausforderung

Kristina K. ist erst 58, als sie das Gefühl hat, dass ihr die Decke auf den Kopf fällt. Lange Zeit war sie in ihrer Aufgabe als Ehefrau und Mutter aufgegangen. Jetzt ist ihr Mann in Rente, die Kinder sind aus dem Haus. Und obwohl das Paar die neue gemeinsame Freizeit durchaus genießt, zu zweit und mit Freunden zahlreiche Reisen und Kurzausflüge unternimmt, fühlt sich Kristina K. nicht wirklich gebraucht. „Ich habe mich gefragt: Das soll es jetzt gewesen sein? So geht es jetzt die nächsten 20 Jahre weiter?" erzählt sie heute.

Sie trifft die Entscheidung, eine Ausbildung zur Altenpflegeassistentin anzufangen. Wieder am frühen Morgen aufzustehen ist ungewohnt, die Ausbildung mental und körperlich eine Herausforderung. Viele Bekannte schütteln den Kopf. Doch Kristina K. hält durch, absolviert alle Prüfungen und hat heute eine Teilzeitstelle in einem Altenheim, wo sie mit den Bewohnern singt, spielt und bastelt. „Es war die richtige Entscheidung", sagt sie. „Jeder Tag ist spannend und gibt mir das Gefühl, du wirst noch gebraucht!"

Das Bedürfnis, etwas zu tun

Eine zweite Ausbildung zu absolvieren, ist nicht der Regelfall und für die meisten sozialen Tätigkeiten auch nicht nötig. Viele Menschen haben aber wie Kristina K. das Bedürfnis, auch nach dem gesetzlichen Ende ihrer bezahlten Arbeitsjahre weiter aktiv zu bleiben.

Laut einer aktuellen Forsa-Umfrage im Auftrag des Generali Zukunftsfonds wären sogar mehr als die Hälfte der Deutschen, die im Ruhestand angekommen sind, gerne länger berufstätig geblieben:

„Trägheit macht traurig."

Thomas von Aquin (ca. 1225-1274),
ital. Philosoph und Theologe

54 Prozent gaben an, dass sie bereit gewesen wären, über die gesetzliche Altersgrenze hinaus zu arbeiten. Denn obschon mancher sich in der Berufstätigkeit nach mehr Freizeit sehnt, steht der Ruhestand dann tatsächlich an, ist das keineswegs nur angenehm.

Langjährige Rituale wie der morgendliche Gang zur Arbeit oder der fest eingerichtet Platz am Schreibtisch fallen weg. Soziale Kontakte zu Arbeitskollegen entfallen und gerade für Ehepartner, die beruflich oft unabhängig voneinander unterwegs gewesen sind, ist die permanente gemeinsame Zeit zu zweit eine große Umstellung.

Biochemiker erklären: Unser Körper will arbeiten

Außenstehende geben oft den gut gemeinten Rat, nach jahrelanger Arbeit doch einfach mal auszuspannen und die neu gewonnene Freizeit im Ruhestand in aller Gemütlichkeit zu genießen. Doch das ist ohne eine Aufgabe, die uns antreibt, dauerhaft gar nicht möglich – aus evolutionären Gründen: So hatten in der Steinzeit jene unserer Vorfahren einen Vorteil, die sich besonders aktiv, aufgeweckt und engagiert den Herausforderungen des Lebens stellten. Um uns zu eben dieser Aktivität anzutreiben, hat unser Gehirn ein Belohnungszentrum eingerichtet, das nach getaner Arbeit sogenannte Opiate ausschüttet, die Euphorie und Glücksgefühle hervorrufen und uns ganz einfach fehlen, wenn wir nicht mehr regelmäßig aktiv etwas leisten.

Diese Glückshormone werden interessanterweise ganz besonders nach der Arbeit mit und für andere Menschen ausgeschüttet. Allan Luks, langjähriger Leiter des „Institute for the Advancement of Health" in New York spricht vom sogenannten „Helper's High", einem Gefühl von Euphorie, das wir nach dem Unterstützen hilfsbedürftiger Menschen erleben und das nachhaltig unser Immunsystem kräftigen, Stress mindern und sogar chronische Schmerzen lindern kann.

Helfen ist gesund

Zahlreiche Studien belegen inzwischen Allan Luks' Einschätzung (s. Vorseite) und zeigen auf, dass Menschen, die sich ehrenamtlich engagieren, insgesamt deutlich zufriedener und gesünder sind als solche, die es nicht tun.

So wurden in den USA Frauen, die einen Hang zu Depressionen zeigten, dazu aufgefordert, über mehrere Wochen Gutes zu tun. Bei einem Drittel der 1700 Probanden, die sich über ein halbes Jahr um das Wohlergehen anderer kümmerten, nahmen stressbedingte Kopf- und Magenschmerzen, Einsamkeitsgefühle und Angstattacken deutlich ab. Dies trat besonders bei jenen Testpersonen ein, die – etwa in der Suppenküche oder bei Besuchen im Kinderheim – aktiv mit hilfsbedürftigen Menschen in Kontakt kamen. Bei jenen, die „nur" anonyme Hilfe leisteten (etwa durch Spenden), war der Effekt wesentlich geringer ausgeprägt.

Auch die Vorstellung, dass eine ehrenamtliche Tätigkeit uns Energie für die Freizeit „raubt", ist längst widerlegt. Laut einer US-Studie der John Hopkins Universität in Baltimore fühlten sich Senioren, die eine regelmäßige ehrenamtliche Tätigkeit begonnen hatten, nach acht Monaten insgesamt deutlich fitter und aktiver als zuvor. Sie trauten sich nun viel eher auch sportliche Herausforderungen zu.

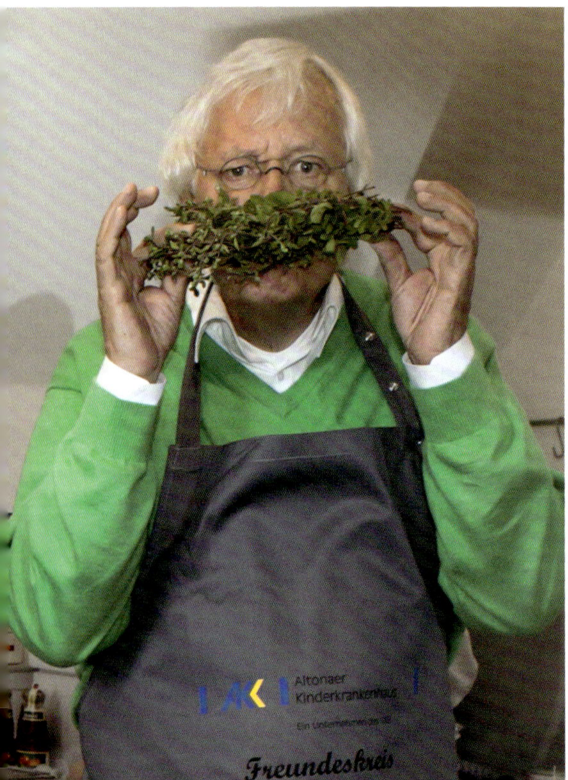

Soziales Engagement: Eine Win-Win-Situation

So vielfältig wie die Bereiche, in denen Menschen sich für die Gesellschaft einsetzen können, so unterschiedlich ist auch die individuelle Motivation derer, die sich in einem Ehrenamt engagieren. Starke Triebfedern sind nach einer 2006 vom Deutschen Caritasverband in Auftrag gegebenen Umfrage vor allem der Wunsch, anderen zu helfen, Neues zu lernen und nützliche Erfahrungen zu sammeln. Christen treibt der Glaube an die von Jesus gepredigte Nächstenliebe an, aktiv zu werden. Andere geben zu, dass sie auch die mit dem Ehrenamt verbundene Anerkennung schätzen.

Anders als in den USA, wo sich befristete Bürgerinitiativen wie der Bau einer Schule besonderer Beliebtheit erfreuen, haben wir Deutschen eher das Bedürfnis, uns dauerhaft einem wohltätigen Verein anzuschließen. Dies eröffnet die Chance, langfristig mit Gleichgesinnten arbeiten zu können, im besten Fall ein „zweites Zuhause" zu finden und nachhaltige Freundschaften zu knüpfen. Natürlich muss die Gruppe, der man sich anschließt, dann auch gut gewählt sein.

Deutschland braucht aktive Ältere

Der Trend zum Ehrenamt ist inzwischen auch in Deutschland angekommen. Noch im Jahre 1999 engagierten sich nach Angaben der Bundeszentrale für politische Bildung erst 20 % der Bürgerinnen und Bürger in einem Ehrenamt, deutlich weniger als in Großbritannien (42 %), den Niederlanden (49 %) oder Schweden (56 %). Inzwischen aber hat die Zahl der Engagierten auch hierzulande deutlich zugenommen: Nach einer Untersuchung des Deutschen Instituts für Wirtschaftsförderung ist inzwischen jeder dritte Deutsche ehrenamtlich im sozialen Bereich tätig.

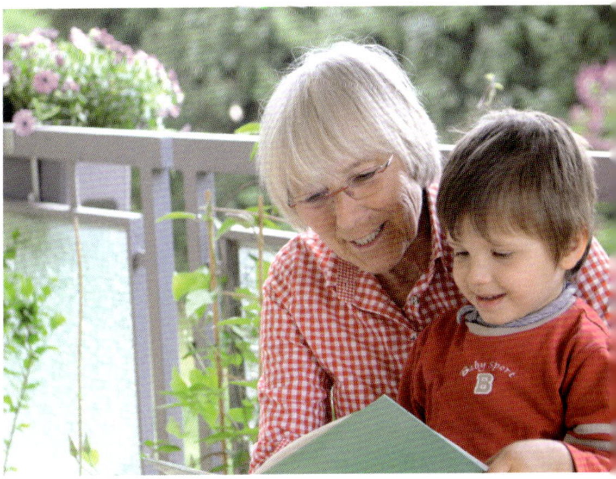

Menschen über 60 haben dabei besondere Bedeutung, und werden von der Politik inzwischen auch intensiv umworben. Denn besonders nach der umstrittenen Abschaffung des Zivildiensts im Jahre 2011 engagieren sich weniger junge Menschen. Die Folge: Stellen in Krankenhäusern, Pflegeheimen und Naturschutzeinrichtungen bleiben unbesetzt, zumal sich die Altersstruktur in Zeiten deutlich gestiegener Lebenserwartung und sinkender Geburtenraten nachhaltig verändert.

Das alte Rollenbild, dass sich Menschen im Ruhestand zurücknehmen und den Jüngeren das Feld überlassen, ist längst überholt. Im Gegenteil: Inzwischen sind es gerade „gestandene" Frauen und Männer mit Lebenserfahrung und langjährigem beruflichen Know-how, die das Fortbestehen sozialer Einrichtungen für Umweltschutz, Krankenpflege, Jugend- und Familienarbeit gewährleisten. Die klare Botschaft an die Ü60er lautet: Man braucht Sie!

GUT ZU WISSEN

Hilfsbereit seit der Steinzeit

Lange galt ein friedvolles, soziales Miteinander als Errungenschaft der Moderne, das den Menschen von heute von seinen primitiven Urahnen aus der Steinzeit unterscheidet.
Ausgrabungen im Atapuerca-Gebirge im Norden Spaniens sprechen eine andere Sprache.
Hier haben Forscher Hüft- und Wirbelknochen eines Mannes entdeckt, der vor über 500.000 Jahren gelebt haben muss. Untersuchungen ergaben, dass „Elvis" trotz eines schweren Wirbelsäulenschadens und fortgeschrittener Arthrose das für damalige Zeiten immens hohe Alter von über 50 Jahren erreicht hat. Offensichtlich war der Mann, der mit seinen Gebrechen wohl nicht einmal mehr allein laufen konnte, über Jahre von seiner Sippe gepflegt worden.

Evolutionsbiologen sind überzeugt: Selbstloses Verhalten brachte unseren Urahnen entscheidende Vorteile in der Konkurrenz mit anderen Sippen: Guter Zusammenhalt erhöhte die Überlebenschance der Gruppe. Das erlaubte eine wirksame Verteidigung im Falle eines Angriffs und gewährleistete eine effektive Zusammenarbeit beim gemeinsamen Jagen und Sammeln.
Und weil eben jene Steinzeitmenschen, die zu solchen Kooperationen fähig waren, höhere Überlebenschancen hatten, konnten sich langfristig Charakterzüge wie den Altruismus entwickeln, der ohne jeden persönlichen Vorteil das Wohlergehen der Mitmenschen in den Vordergrund rückt.
Wer sich also für andere engagiert, ist evolutionsgeschichtlich in guter Gesellschaft.

Und jetzt Sie!

Tier- und Umweltschutz, Kulturerhalt, Dienste in Hospizen und Jugendorganisationen oder die individuelle Betreuung hilfsbedürftiger Kinder und Menschen mit Behinderung – Ihre Möglichkeiten, sich ehrenamtlich zu engagieren, sind beträchtlich.

Wer sich entschieden hat, etwas zu tun, was anderen nützt, muss sich zunächst ein paar Fragen stellen:

- Wo liegen meine besonderen Stärken und Talente?
- Welche beruflichen Erfahrungen kann ich einbringen?
- Welches Feld der sozialen Arbeit würde mich am meisten begeistern?

Im Folgenden finden Sie einige Anregungen, wohin Ihre Reise gehen könnte.

Etwas schaffen, das bleibt

Nichts ist so befriedigend wie das Gefühl, etwas zu schaffen, das auch über das Jetzt hinaus Bestand haben wird. Experten wie Dr. Herbert Laszlo vom Wiener Institut für experimentelle Glücksforschung heben hervor, dass uns besonders solche Tätigkeiten gut tun, deren konkrete Ergebnisse wir mit eigenen Augen zu Gesicht bekommen. Dies sei eine der größten Sehnsüchte, die uns Menschen antreibt.

Engagieren Sie sich in der Denkmalpflege, oder setzen Sie sich in einer Bürgerinitiative für einen schöneren, kinderfreundlichen Marktplatz ein. Viele deutsche Theater und Museen haben finanzielle Probleme und leben auch von Vereinen, die sich für den Erhalt von Kunst und Kultur stark machen. Naturschutzverbände brauchen die Hilfe engagierter Menschen, die für kommende Generationen die Artenvielfalt der Flora und Fauna bewahren wollen.

Aktiv in Politik und Kirche

Sie wählen seit Jahren eine bestimmte politische Partei oder fühlen sich eng mit Ihrer Kirche verbunden? Dann bleiben Sie kein passiver Beobachter. Jetzt ist Ihre Zeit, aktiv zu werden! Mischen Sie mit in den Lebensbereichen, die für Sie von Bedeutung sind. Werden Sie in Ihrer Kommune, Ihrer Nachbarschaft oder Kirche zum Mitgestalter der Entwicklung.

Viele politische Parteien bieten speziell für Wählerinnen und Wähler im Ruhestand Möglichkeiten an, sich einzubringen. Die Diakonie der Evangelischen Kirche und die Caritas der Katholischen Gemeinden organisieren im großen Rahmen ehrenamtliche Tätigkeiten. Hier treffen Sie auf Menschen, die Ihre religiösen und politischen Überzeugungen teilen und gern mit Ihnen zusammen für das Gemeinwohl an einem Strang ziehen wollen.

Berufliches Know-how ist gefragt

Sie haben jahrelang an einem organisatorischen Schalthebel gesessen und vermissen die Verantwortung, die Sie in Ihrem Berufsalltag mit Erfolg getragen haben?

Nutzen Sie Ihre wertvollen beruflichen Erfahrungen, um in einer ehrenamtlichen Vereinigung eine organisatorische Funktion zu übernehmen.

In Stiftungen oder Selbsthilfegruppen, bei der Tafel oder in kirchlichen Kleiderläden eine funktionierende Logistik aufrechtzuerhalten, ist eine komplexe Aufgabe. Da werden erfahrene Leute gebraucht. Tragen Sie Verantwortung in der Buchhaltung, erstellen Sie Einsatzpläne oder unterstützen Sie Mitbürger und Mitbürgerinnen mit Migrationshintergrund bei Behördengängen. Sie werden erleben, wie dankbar Menschen sind, wenn ihnen jemand zur Seite steht, der es drauf hat.

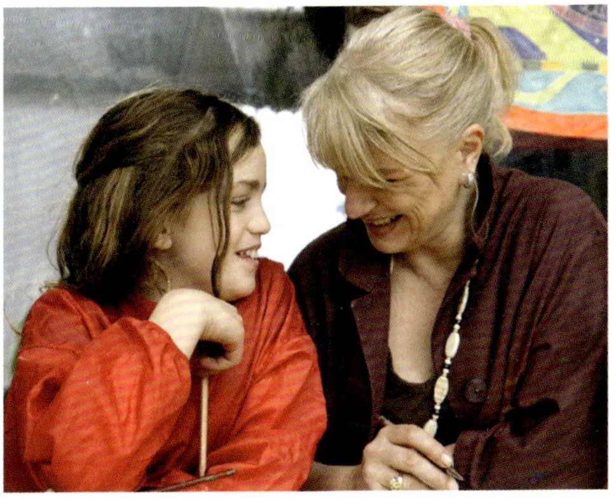

Ihr Hobby mit anderen teilen

Sie haben einen Lieblingssport oder eine andere Freizeitbeschäftigung, die Sie schon seit Jahren mit Begeisterung ausüben? Ob Zeichnen, Kochen oder Kegeln: Viele Menschen mit geistiger oder körperlicher Behinderung würden sich sicherlich für dasselbe Hobby begeistern, sind aber ohne fremde Hilfe nicht in der Lage dazu, es auszuüben.

Teilen Sie Ihr (vielleicht schon viel zu lange vernachlässigtes) Hobby mit hilfsbedürftigen oder alten und gebrechlichen Menschen. Werden Sie Trainer in einem Fußballverein, der Kinder mit und ohne Behinderung im fairen Spiel zusammenbringt. Oder nehmen Sie Pinsel und Leinwand mit auf Besuche ins Altenheim, wo Sie mit älteren Mitmenschen einen Malkurs absolvieren. Und wer Spaß am Basteln oder Backen hat, kann seine Werke auf Basaren für den guten Zweck verkaufen.

Begehrte Patengroßeltern

Unsere Gesellschaft befindet sich in einem Prozess des Wandels. Die klassische Großfamilie mit drei Generationen unter einem Dach ist zur Seltenheit geworden. Vielen Kindern fehlt daher der Bezug zu älteren Menschen, der ganz entscheidend dafür ist, dass die kommende Generation ihren Platz in unserer Gesellschaft findet.

Hier setzt das Konzept der „Patengroßeltern" ein, das sich inzwischen in ganz Deutschland verbreitet hat. „Leihomas" und „Leihopas" entlasten junge Familien und schenken Kindern die Aufmerksamkeit, die die Kleinen brauchen, zum Beispiel, wenn beide Elternteile berufstätig sind. Statt sich selbst überlassen einen Nachmittag vor dem Fernseher zu verbringen, sammeln die Kleinen beim gemeinsamen Spaziergang durch den Tierpark, beim Vorlesen und Basteln wertvolle Erfahrungen. Wetten, dass der Kontakt mit den Kindern auch Ihren Alltag bereichert?

Einfach da sein und zuhören

Für manche erfüllenden ehrenamtlichen Aufgaben aber braucht es gar keine beruflichen Qualifikationen oder besonderen Fertigkeiten. Oft reicht es schon, dass Sie da sind und zuhören, wo Menschen ein offenes Ohr brauchen.

Angestellte von Krankenhäusern, Kinderheimen und Hospizen erzählen, wie gut es den Betroffenen tut, auch einmal mit Außenstehenden „ohne Arztkittel" in Kontakt zu treten, mit denen sie einfach nur reden, weinen und lachen können. Das ist nicht unbedingt eine Aufgabe für jeden. Doch denen, die es wagen, auf verzweifelte Menschen zuzugehen, kann ein solcher Einstaz unersetzliche Lebenserfahrungen schenken.

Sie sind nicht mobil genug für Krankenbesuche? Auch die Telefonseelsorge ist eine Möglichkeit, Menschen, die Hilfe brauchen, zur Seite zu stehen.

„Die Menschen, denen wir eine Stütze sind, die geben uns den Halt im Leben."

Marie von Ebner-Eschenbach (1830-1916), österreichische Schriftstellerin

Wo finde ich das Ehrenamt, das zu mir passt?

Sie würden gern aktiv werden, wissen aber nicht, wie Sie das anfangen sollen? Greifen Sie zum Hörer: Wohlfahrtsverbände wie das Deutsche Rote Kreuz, die Arbeiterwohlfahrt, die Caritas oder das Diakonische Werk freuen sich über Anrufe von Menschen, die sich ehrenamtlich einbringen wollen, und beraten Sie gerne. Die Telefonnummern finden Sie in Ihrem örtlichen Telefonverzeichnis.

Sie können sich auch direkt an das Tierheim, die Selbsthilfegruppe oder den Nachbarschaftsverein in Ihrer Nähe wenden, über den Sie etwas gehört oder gelesen haben. Kirchen- und Gemeindeverwaltung leiten Sie ebenfalls nur zu gerne an gemeinnützige Vereine weiter. Scheuen Sie sich nicht, an mehreren Stellen nachzufragen. Sie sind schließlich kein Bittsteller, Sie wollen ja helfen.

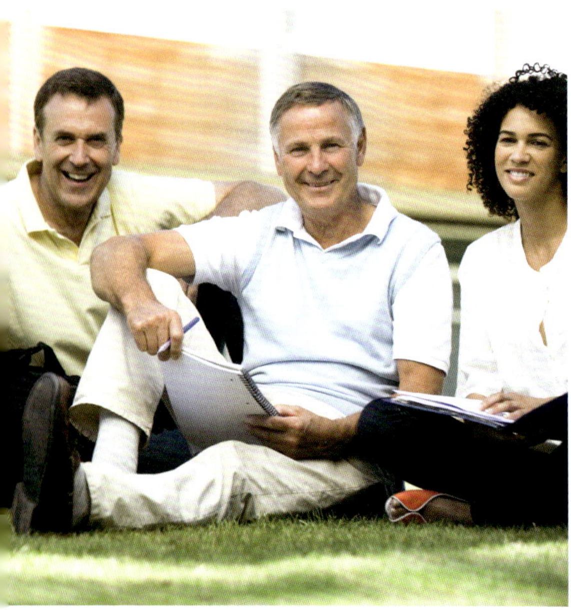

Zudem können Sie sich heutzutage ganz bequem über kostenlose Internetportale informieren, die Anregungen, Lokaladressen und Kontaktdaten von ehrenamtlichen Gruppen und Vereinen bereitstellen – teilweise speziell für engagierte Menschen über 60 und mit Sicherheit auch in Ihrer Region!

Einige Beispiele:
www.engagiert-in-deutschland.de
www.senioren-initiativen.de
www.ehrenamtsportal.de
www.caritas.de/freiwilligenberatung
www.diakonie.de

Tiere zu pflegen, macht glücklich

Forschungen haben ergeben: Sämtliche positiven Auswirkungen, die die Zusammenarbeit mit anderen Menschen auf unseren Körper hat (Verminderung von Stress, Glücksgefühle usw.) erleben begeisterte Tierfreunde ebenso im Kontakt mit einem Vierbeiner. Tatsächlich reagieren wir laut einer Studie der New York State University in Buffalo mit einem Haustier an unserer Seite sogar noch entspannter auf Herausforderungen, als wenn ein enger Freund uns beisteht. Zudem bieten gerade Hunde eine großartige Möglichkeit, mit Fremden ins Gespräch zu kommen. „Bello" zwingt uns dazu, täglich an die frische Luft zu gehen. Zwischen Hundehaltern, deren Lieblinge sich beschnuppern oder miteinander herumtollen, entwickelt sich mit Leichtigkeit eine ungezwungene Unterhaltung. Viele Tierfreunde kommen Tag für Tag zum Hundetreff im Park zusammen und freuen sich schon morgens darauf.
Ein eigenes Tier würde Ihnen zu viel Arbeit machen? Informieren Sie sich doch im örtlichen Tierheim! Dort freuen sich einsame Katzen, Hunde und Kleintiere über Ihre Zuwendung, und ganz nebenbei kommen Sie noch mit anderen engagierten Tierliebhabern in Kontakt.

Geschichte des Ehrenamtes

Politisches und soziales Engagement erscheint uns heute als eine ganz selbstverständliche Option. Leicht vergisst man, dass Vordenker jahrhundertelang für eine sozialere Gesellschaft und politische Mitbestimmung kämpfen mussten.

Erste schriftliche Überlegungen dazu, dass Menschen in einer Gesellschaft (also auch außerhalb der eigenen Sippe) füreinander einstehen sollten, stammen aus der Antike. „Wer an den Dingen der Stadt keinen Anteil hat, ist kein stiller, sondern ein schlechter Bürger," verkündete Perikles. Im antiken Griechenland galt es als ehrenvolle Aufgabe, sich fürs Gemeinwohl zu engagieren und in Volksversammlungen über politische Entscheidungen zu diskutieren. Wer sich dem verweigerte und nur das private Wohlergehen in den Vordergrund stellte, wurde als „idiótes" bezeichnet.

Jesus von Nazareth hob die Relevanz von Engagement und Zusammenhalt auf eine neue Ebene, indem er die Nächstenliebe zum höchsten Gebot erklärte. Diakonie und Caritas berufen sich bis heute auf seine Worte. Schon im Mittelalter setzten sich überzeugte Christen, wie die heilige Elisabeth von Thüringen, in Jesu Namen bis zur Selbstaufgabe für Arme, Alte und Kranke ein.

Zu Beginn der Neuzeit wurde dann gerade durch den Calvinismus die starre Ständeordnung vergangener Jahrhunderte hinterfragt. Nun kam die Idee auf, Besitzlose und Bedürftige nicht bloß kurzfristig durch Almosen zu unterstützen, sondern ihnen dauerhaft zu helfen. Im 16. Jahrhundert forderte Juan Luis Vives die Versorgung der Armen mit Arbeit.

Unterstützung wurde durch die Massenarmut im Zuge der Industrialisierung im 18. und 19. Jahrhundert immer dringender erforderlich. Das aufkommende Vereinswesen bot engagierten Aktiven der Arbeiter- und der Frauenbewegung die Chance, sich zu organisieren. Gewerkschaften und Fürsorgevereine setzten sich für soziale Gerechtigkeit und eine neue Politik ein, die sie als Bürger mitgestalten wollten. In der Weimarer Republik entstanden dann zahlreiche wohltätige Vereinigungen politischer und kirchlicher Prägung. Während der Zeit des Nationalsozialismus fielen sie der Gleichschaltungspolitik zum Opfer, während die rechte Propaganda eine geeinte „Volksgemeinschaft" predigte.

Um das bürgerliche Engagement wieder aufleben zu lassen, wurde nach dem Zweiten Weltkrieg 1957 in der Bundesrepublik die Aktion „Gemeinsinn zur Förderung des Ehrenamtes" ins Leben gerufen.

In den 1970er und -80er Jahren war bürgerliches Engagement in Deutschland zunehmend politisch motiviert. Immer neue Bürgerinitiativen und Protestgruppen machten sich für alternative politische Konzepte sowie Natur- und Umweltschutz stark.

Heute sind große politische Ideale für die meisten Engagierten nicht mehr die entscheidende Motivation. Man spricht vom „neuen Ehrenamt", das die Begegnung mit hilfsbedürftigen Menschen, individuelle Verantwortung für den Mitmenschen und nicht zuletzt auch die eigene Selbstverwirklichung in den Vordergrund rückt.

Sei Du selbst die Veränderung, die Du Dir wünschst für diese Welt!
Mahatma Gandhi (1869-1948),
indischer Friedensstifter

EXPERTEN-INTERVIEW: DR. HENNING SCHERF

SICH EINBRINGEN UND SELBER IN SCHWUNG BLEIBEN

Dr. Henning Scherf (geb. 1938 in Bremen) promovierte in Rechtswissenschaften. Er war ab 1971 Mitglied der Bremischen Bürgerschaft und von 1978 bis 2005 Mitglied der Landesregierung der Freien Hansestadt Bremen. Von 1995 bis 2005 fungierte der weit über Bremen hinaus angesehene SPD-Politiker als Bürgermeister.

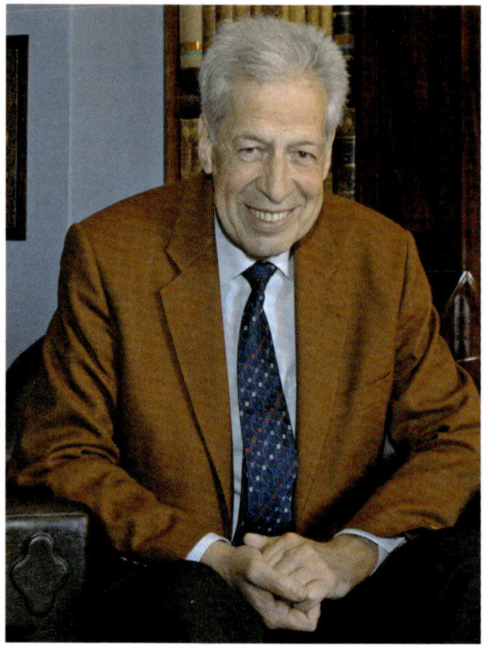

Laut einer Forsa-Umfrage wären 54 Prozent aller Ruheständler gern noch länger beruflich tätig. Schicken wir in Deutschland unsere Arbeitnehmer zu früh aufs „Altenteil"?

Das ist eine berechtigte Frage. Es ist früher mal ein großer sozialer Fortschritt gewesen, dass man ein festes Rentenalter gesetzlich festgeschrieben hat. Inzwischen werden wir alle älter. Wir haben gegenüber unseren Vorfahren vor 100 Jahren im Schnitt 30 Jahre mehr zu leben. Ich gehöre ja auch dazu. Wir sind noch gut zuwege. Wir wollen uns beteiligen. Da ist eine starre Altersregelung eigentlich von vorgestern.
Ich plädiere sehr dafür, sie aufzuheben. Ich möchte es gern davon abhängig machen, wie gut die Leute zuwege sind. Wenn sie noch arbeiten wollen, wie die 54 Prozent aus der Umfrage, warum verbieten wir es dann? Und der, der nicht mehr will, darf gern in Rente gehen. Doch die, die sich noch ausprobieren wollen, die sind ein Schatz dieser Gesellschaft. Den würde ich gerne heben und nicht einfach übersehen.

Die betagte Oma von gestern ist heute eine gepflegte Lady, die Sport treibt und mit ihrem Partner einen flotten Salsa-Kurs macht. Teilen Sie unsere Einschätzung, dass diese jungen Alten ein gesellschaftliches Phänomen sind, das man bislang so nicht kannte.

Wir wollen nicht in die Ecke gesetzt werden und nur noch zugucken.

In dieser Größenordnung ist das mit Sicherheit etwas Neues. Ich schätze, da geht es um 10 Millionen Menschen und mehr. Das hatten wir früher in dieser Breite nicht. Ich freue mich, dass ich dazugehöre. Dass ich alt werden kann in einer Zeit, in der so vieles möglich ist. In der man sich wieder entdecken kann, ausprobieren kann.
Ich mache das ja auch. Ich singe mit Begeisterung in einem großen Chor. Wir gastieren mit der Deutschen Kammerphilharmonie, und ich bin glücklich, wenn ich mit Menschen unterschiedlichen Alters zusammen singen kann.

Seitdem ich nicht mehr Bürgermeister bin, lese ich jede Woche in einer Grundschule vor. Die Kinder strahlen. Das ist für uns alle eine schöne Erfahrung. Es gibt allein an dieser Bremer Schule 30 Freiwillige. Das ist in der Bundesrepublik eine richtige Welle, sich den Schulen zuzuwenden und anzubieten, was man kann. Der eine kann vorlesen, der andere macht beim Kochen mit, der Dritte im Schulgarten. Viele geben Nachhilfe. Es geht einfach darum, dass da Menschen sind, die ihre Zuwendung und Begeisterung an die Kinder weitergeben und dabei selber in Schwung bleiben. Das ist das Schöne. Ich komme immer ganz beschwingt zurück, wenn ich diese Kinder erlebt habe. Toll!

Seit zwei Jahren helfe ich in Demenz-Wohngemeinschaften. Da habe ich wunderbare Rückmeldungen. Demenzkranke Menschen sehnen sich nach Ansprache und freuen sich über jeden, der sie mitnimmt, um ein Stück Leben zurückzuholen. Wenn ich dann jemanden in dieser Weise mobilisiert habe, dann tut das auch mir selbst gut.

Und dann habe ich das Malen entdeckt Erst habe ich aquarelliert, jetzt male ich mit Acryl und habe auch schon die ersten Bilder ausgestellt. Ich habe mein Leben lang Porträts malen wollen, aber nie den Ansatz gefunden. Jetzt habe ich die Zeit.

Im Sport genauso. Ich bin begeisterter Hochseesegler. Wir sind bei Segelkameradschaft in der Regel drei Generationen. Wir segeln da mit 10 Leuten über den Atlantik, wir machen Weltregattas. Jeder kann an Bord alles: segeln, navigieren, am Radar stehen. Und uns geht's gut. Uns tut die frische Luft gut. Und das Risiko und die Weite. Und uns tut auch das Näherrücken in so einem kleinen Boot gut. Da muss man sich vertragen. Das ist eine gute Erfahrung.

Ich fahre Rennrad und bin bei den Hamburger Cyclassics dabei. Keine 100 Kilometer mehr, aber 55. Um mich herum 22.000 Leute. Abends laufe ich oft durch den Bremer Bürgerpark und habe das Gefühl: So frei und so offen für diese vielen, vielen Möglichkeiten, das hatte ich noch nie!

Studien belegen, dass es Ruheständlern außerordentlich gut bekommt, sich aktiv in die Gesellschaft einzubringen und viele sogar regelrecht aufblühen. Das kam in Ihren Ausführungen ja deutlich zum Ausdruck. Erleben Sie Ähnliches bei Ihren Altersgenossen?

Es gibt natürlich diese und jene. Das gilt nicht für alle in gleicher Weise. Aber ich beobachte, wie immer mehr Menschen die Chance nutzen, dass wir länger leben dürfen. Dass sie etwas daraus machen und dass es ihnen dabei gut geht.

Man muss sich einfach selber mobilisieren. Sich nicht einfach in die Ecke setzen und warten, dass ein Prinz kommt. Da kann man ewig warten, denn der kommt nicht. Man muss schon selber aus der Tür gehen und sich umgucken. Wo ist was, was mich interessiert? Und auf andere zugehen und sagen ‚Ich möchte mal bei euch neue Erfahrungen machen.'

Und dann geht die Sonne auf. Plötzlich kapiert man, dass man nicht alleine ist mit diesem Wunsch, sondern dass es viele andere gibt, die sich richtig freuen, wenn man kommt. Die sagen ‚Wunderbar. Das können wir gern zusammen machen.' Da entdeckt man sich richtig neu und tut was für sich. Gestaltet den Alltag, bringt eine Struktur rein – und gibt sein Leben nicht aus der Hand.

So frei und so offen für neue Möglichkeiten war ich in meinem Leben noch nie.

Was würden Sie jemandem antworten, der Sie anspricht und sagt: ‚Herr Bürgermeister, bei mir beginnt nun die Freizeitphase der Altersteilzeit. Aber eigentlich bin ich fit und würde gern noch was machen. Ich weiß nur nicht, wo und wie.'

In Bremen haben wir zum Beispiel seit 25 Jahren eine Freiwilligenagentur, die von vielen Kirchengemeinden, aber auch von der Stadt unterstützt wird. Die lauert richtig auf solche Leute.

Also würde ich sagen: ‚Geh da mal hin. Die bieten die tollsten Sachen an, die du machen kannst. Da kannst du in Schulen gehen, in den Kindergarten. Du kannst zu Sportvereinen gehen. Was du willst. Probier es einfach aus. Es muss ja nicht gleich sofort klappen. Aber du wirst es merken, die rechnen mit dir. Die freuen sich, dass du da bist. Die denken sich in dich hinein.' Mit so einer Agentur ist das ganz einfach.

Wenn es das nicht gibt, würde ich einfach raten: ‚Guck dich beim Kindergarten um. Bei den Schulen. Geh zu den Kirchengemeinden, zu den Sportvereinen. Sag einfach, ich hab Zeit. Könnt ihr mich gebrauchen? Habt ihr für mich eine Aufgabe?'

Wenn man als Freiwilliger in der Sozialarbeit etwas getan hat, weiß man abends, wenn man ins Bett geht, was man getan hat, warum man aufgestanden ist. Da warten Menschen auf dich, die willst du nicht enttäuschen. Also geht man hin, auch wenn es einen kleinen Anschub braucht, weil erst der innere Schweinehund überwunden werden muss.

Oder ich würde zu einer Wandergruppe gehen oder zu so einem Nordic-Walking-Lauftreff. Die sind so offen. Es ist also ein buntes weites Feld. Man muss einfach gucken, wo pass ich am besten hin?

Vieles in diesem Land würde ohne Ehrenamtliche wahrscheinlich nicht rund laufen.

Wir sind sozusagen die Basis der Zivilgesellschaft. Wo etwas von unten kommt, was von den Bürgerinnen und Bürgern selbst getragen wird, da findet Zivilgesellschaft statt. Da sind die etwas Älteren, nicht mehr Berufstätigen, der große Schatz. Sie sind der Humusboden, auf dem die Zivilgesellschaft aufbauen kann. Ich kann mir viele Kirchengemeinden überhaupt nicht mehr vorstellen, wenn die die nicht hätten. Oder viele Sportvereine. In der Kultur. Meine alte Kirchengemeinde, die Stephaniegemeinde, ist jetzt seit einigen Jahren die Kulturkirche der Landeskirche. 100 Ehrenamtliche halten die von morgens bis abends sieben Tage die Woche auf. Da laufen spannende Ausstellungen. Jeden Tag eine neue Veranstaltung. Die Kirche blüht richtig. Die war vorher nie annähernd so gut besucht. Und wer trägt das alles: Die Ehrenamtlichen. Das ist übrigens ein Angebot für alle. Man kann auch ohne kirchliche Nähe ganz schlaue Sachen erleben. Man muss nur den Weg hinfinden.

Die nicht mehr Berufstätigen sind ein großer Schatz. Sie sind der Humusboden, auf dem die Zivilgesellschaft aufbauen kann.

Wird Ihrer Meinung nach dieser „gesellschaftliche Humus" der Ehrenamtlichen von der Politik hinreichend gewürdigt?

Ja, ich glaube, wir haben alle drauf, dass das wichtig ist. Den guten Willen, den unterstelle ich allen in der Politik. Die Praxis ist noch stark nachbesserungsfähig. Der Versicherungsschutz, die Finanzierung des Aufwands, den diese Leute haben, die sind noch nicht gut. Und auch das Nebeneinander von Profis und Ehrenamtlichen hat noch große Ausbauperspektiven. Aber anerkannt wird das von allen. Da können Sie fragen, wen Sie wollen, Regierung und Opposition.

Herr Dr. Scherf, Sie gelten als Verfechter des generationsübergreifenden Zusammenlebens in Mehrgenerationenhäusern. Was reizt Sie an diesem Modell?

Viele Millionen leben ja am Ende Ihres Lebens alleine, weil die Kinder weg sind und der jeweilige Ehepartner verstorben ist. Diese Menschen trennen sich natürlich nicht gerne von ihrer Wohnung oder ihrem Haus – sind aber allein, mit all den Problemen. Dass man sich nicht aussprechen kann. Dass man sich nicht geschützt fühlt. Dass man nicht mehr wegfahren mag, weil man nicht weiß, was passiert, wenn man nicht da ist.

Ich lebe ja seit 25 Jahren in einer solchen Wohngemeinschaft. Es geht alles viel besser, wenn man sich mit Freunden zusammentut und unter einem Dach lebt. Und, wann immer man will, etwas gemeinsam macht. Gemeinsam kocht, gemeinsam isst, gemeinsam feiert, gemeinsam den Garten pflegt, gemeinsam Urlaub macht, sich den Kindern und Enkelkindern gemeinsam öffnet. Die Singles von uns ohne eigene Kinder und Enkel erleben dann eben unsere. Das geht wunderbar, ganz unkompliziert. Kleine Kinder nehmen ja die Menschen, so wie sie sind, egal, ob sie mit einem verwandt sind oder nicht. Hauptsache, man hat Zeit, ist freundlich und zugewandt und bietet Anregungen.

In einer Wohngemeinschaft kann man sich helfen, auch wenn's schwer wird. Wir haben zwei von uns über Jahre gepflegt. Alles allein, ohne fremde Hilfe. Das hat uns sehr zusammengeschweißt. Das war für die beiden ganz wichtig, das wünschten die sich.

Ich finde auch wunderschön, dass wir es immer wieder geschafft haben, junge Leute bei uns reinzuholen. Die jüngste ist 17. Das ist unsere Sonne. Sie macht im nächsten Jahr ihr Abitur. Alle nehmen daran teil. Das tut ihr und uns gut. Und hält uns fit.

Es ist auch kostenmäßig vernünftig. Viele wohnen ja in den großen Familienhäusern ganz alleine, haben große Mühe, die Räume zu füllen. Sie leben alleine eigentlich in unangemessen großen Wohnungen, und manchmal sieht's da auch schon ein bisschen gammelig aus. Das ist bei uns ganz anders. Wir sind ein Stück zusammengerückt, sparen dadurch auch Kosten und passen aufeinander auf. Das hält uns auch in Schwung.

Ich spüre auch, dass das inzwischen quer durch die Republik angesagt ist, die Projekte schießen wie Pilze aus der Erde. Die Wohnungsbaugenossenschaften haben die Mehrgenerationenhäuser entdeckt. Die gemeinnützigen Träger sagen ‚Wenn wir Pflegevermeidungsangebote schaffen, brauchen wir nicht so viele Altersheime. Denn die Leute bleiben in solchen Wohngemeinschaften mobil. Die kochen für die andern mit, die kümmern sich und sind nicht ausgegrenzt, sondern mitten drin. Also ich bin überzeugt davon, dass ich da auf der richtigen Schiene fahre. ■

Dieses Interview – und alle anderen in diesem Buch – führte Dr. Mathias R. Schmidt.

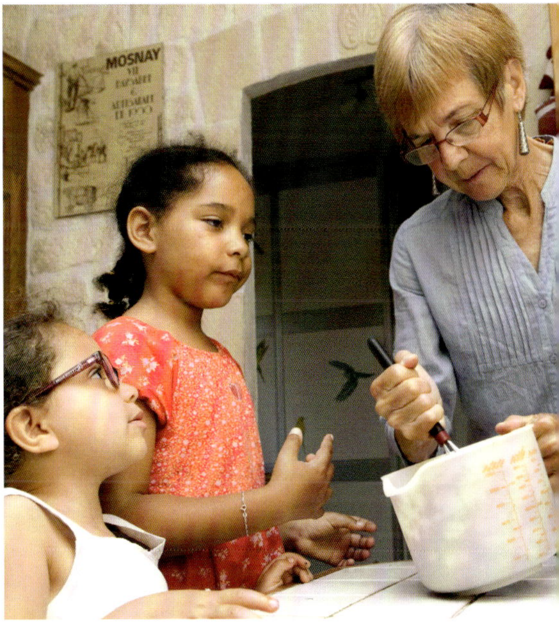

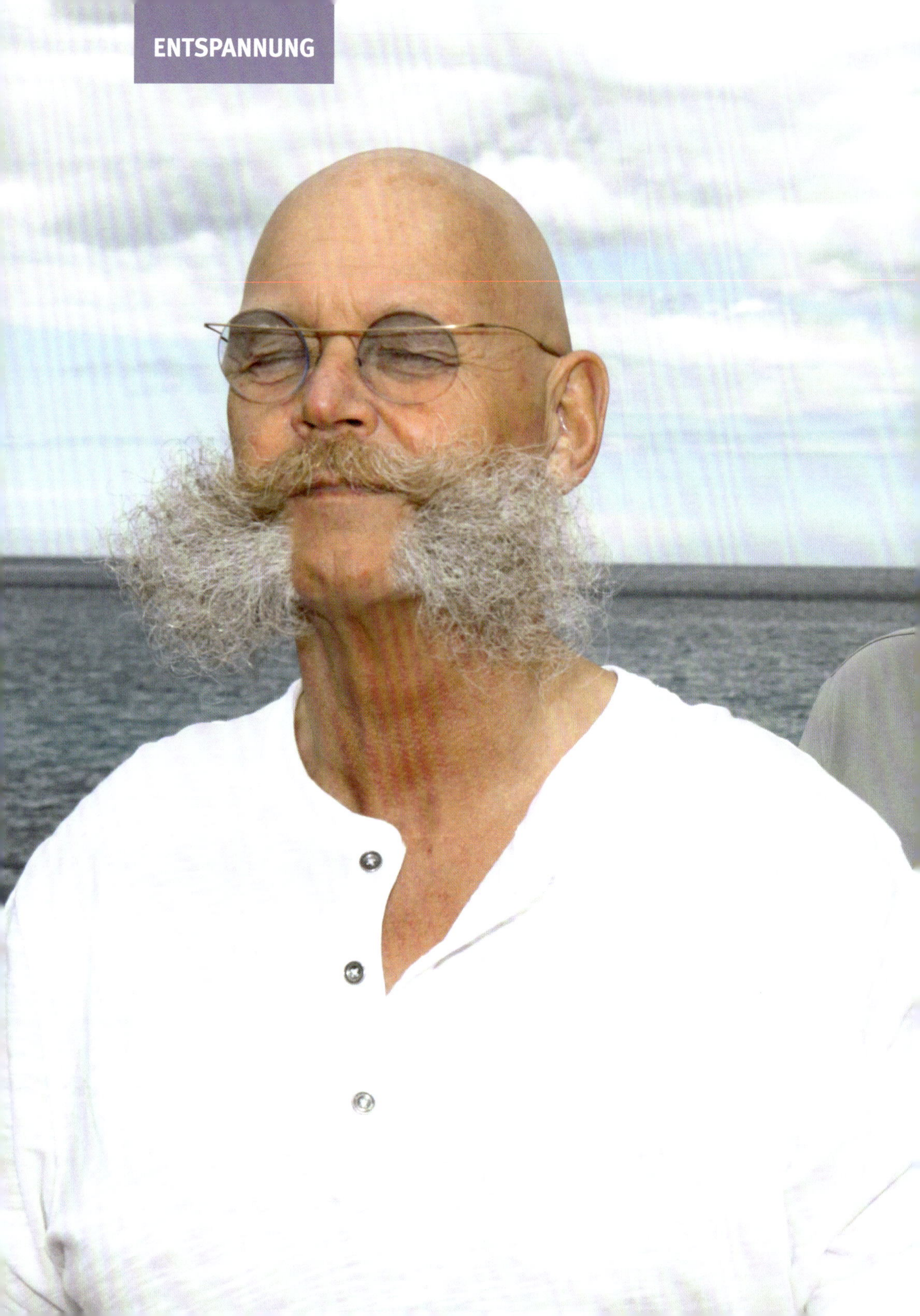

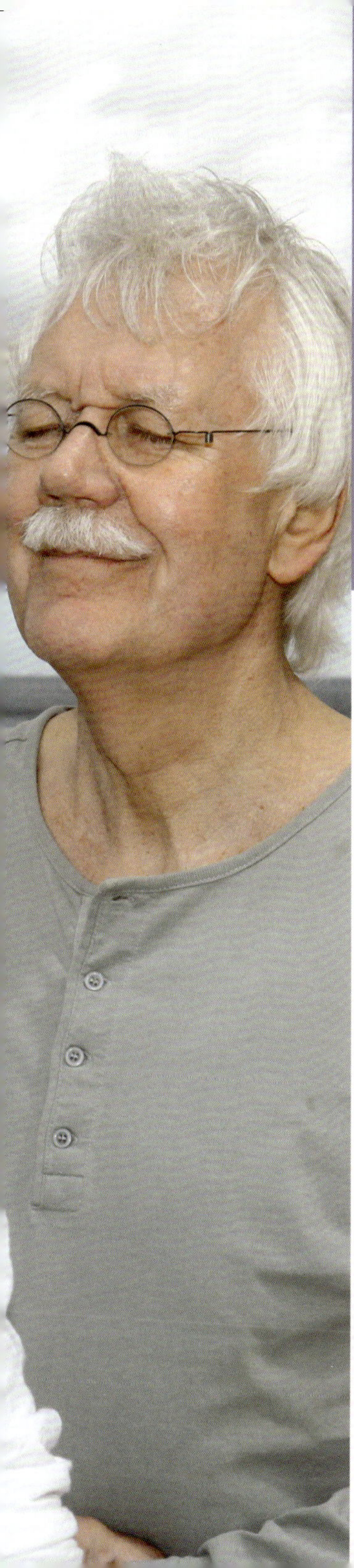

7

Lerne abzuschalten!

„Im Berufsleben stehe ich ziemlich unter Strom, und oft geht es ziemlich hektisch zu. Meine Arbeit als Moderator macht mir große Freude, aber es gibt Tage, da bin ich geschafft. Dann ist es wichtig, wieder runterzukommen. *Am besten entspannen kann ich in der Natur – bei jedem Wetter und am liebsten ganz allein. Über mir der Himmel, ein weiter Blick in die Ferne, gern auch etwas Wind und ansonsten Stille. So kann ich wunderbar nachdenken, den Tag Revue passieren lassen, Pläne wälzen und Zwiesprache mit dem lieben Gott halten. Der hat mir schon mehrmals in letzter Minute geholfen, wofür ich sehr dankbar bin.*

Ansonsten entspanne ich auch gern zuhause bei Klassischer Musik, gemütlich in einem Sessel. Und wenn meine Tagesplanung es erlaubt, gönne ich mir 20 Minuten Mittagsschlaf, gern auch mal mehr. Das kann ich nur empfehlen. Ich schlafe sofort ein und wache erfrischt wieder auf. Einen Teil meiner neuen Ruhe habe ich meinem persönlichen Himmelhund und Mentaltrainer Martin Fletcher zu verdanken."

Die Ruhe ist die Quelle jeder großen Kraft

Vitalität und ein erfülltes Leben brauchen das Wechselspiel von Aktivität und Ruhe – von Anspannung (die ja auch positiv sein kann!) und Entspannung. Wer sich gnadenlos den Alltag mit Aktivitäten vollpackt und keine Freiräume lässt, um zwischendurch einmal „herunterzukommen“ und abzuschalten, wird auf Dauer nicht glücklich werden. Wir alle brauchen die Möglichkeit und Fähigkeit, uns zu entspannen. Das ist unabdingbar, um seelisch und körperlich im Gleichgewicht zu bleiben.

Entgehen Sie der Stress-Falle

Dauerstress zehrt an den Nerven, treibt den Blutdruck hoch, lähmt die Verdauung und schwächt das Immunsystem. Weltweit beschäftigen sich Stressforscher und Neurowissenschaftler mit diesem Phänomen und versuchen, ihre Erkenntnisse in die moderne Medizin zu integrieren und damit einen festen Platz in therapeutischen Vorgehensweisen zu erlangen.

Wenn wir körperlich und/oder geistig aktiv sind, dann spannen sich unsere Muskeln an. Nach der Aktivität sollen diese im Idealfall wieder in einen Zustand der Entspannung zurückkehren. Gönnen wir unserem Körper zu wenige Ruhepausen, indem wir ständig Vollgas geben, dann ist unser Aktivitätsniveau chronisch hoch, und es kommt zu Muskelverspannungen und körperlichen Beschwerden wie etwa Bluthochdruck, Verdauungsstörungen, Kopfschmerzen oder Tinnitus. Und natürlich können eine psychische und körperliche Dauerbelastung und die damit verbundene Anspannung auch zu Schlafstörungen führen.

Anspannung entsteht aber auch, wenn wir ärgerlich oder ängstlich sind, uns bedroht und gehetzt fühlen. Auch Probleme und Sorgen versetzen uns in Anspannung. Dauern diese über Wochen oder Monate an, dann befinden wir uns in einem chronischen Zustand der Anspannung.

Abhilfe können hier verschiedene Entspannungsmethoden schaffen.

Hilfe beim Abschalten: Entspannungstechniken

Es gibt viele Entspannungsverfahren oder -methoden. Sie alle dienen der Verringerung körperlicher und geistiger Anspannung oder Erregung. Körperliche Entspannung und das Erleben von Gelassenheit, Zufriedenheit und Wohlbefinden sind eng miteinander verbunden.

Die Zeit ist für den Menschen da, nicht der Mensch für die Zeit.

Johann Gottfried Seume, dt. Schriftsteller

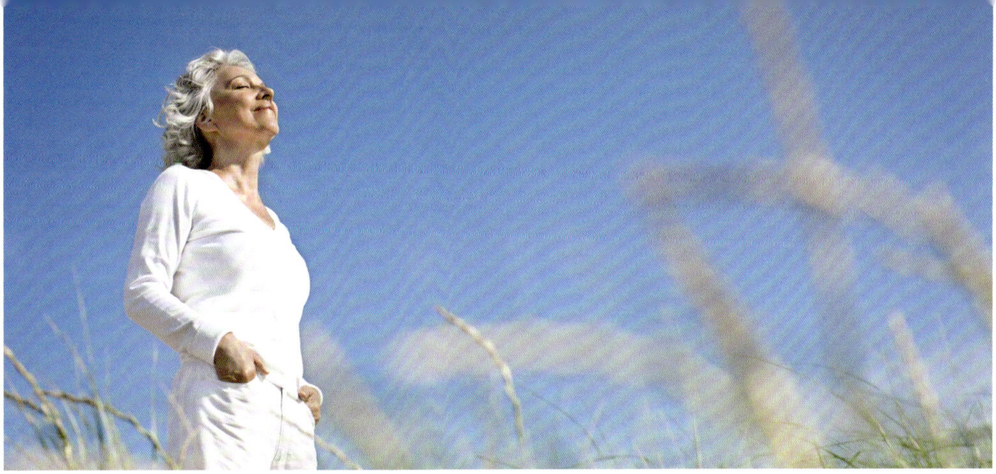

Gelassenheit, Zufriedenheit und Wohlbefinden

Ziel aller Entspannungsverfahren ist die Entspannungsreaktion. Dabei spielen zwei gegensätzlich wirkende Teile des vegetativen Nervensystems eine Hauptrolle: Der Parasympathikus (wird aktiviert) und der Sympathikus (wird geschwächt).

Auf der körperlichen Ebene passiert dabei viel. Es wird die Herzfrequenz verlangsamt, der arterielle Blutdruck gesenkt, der Sauerstoffverbrauch reduziert, die Hautleitfähigkeit verringert und vieles mehr.

Auf der psychologischen Ebene wird in der Entspannungsreaktion Gelassenheit, Zufriedenheit und Wohlbefinden erlebt, und die Konzentrationsfähigkeit und Differenzierungsfähigkeit der körperlichen Wahrnehmung ist verbessert.

ENTSPANNUNGSTECHNIKEN (AUSWAHL)

- Atemtechniken
- Autogenes Training
- Meditation Atemtechniken
- Progressive Muskelrelaxion
- Das Prinzip der assoziierten Verstärkung
- QiGong/TaiChi
- Yoga
- Achtsamkeitstraining
- Klangmeditation
- Meditatives Bogenschießen

Antrainierte Prozesse

All diese Verfahren zielen durch häufiges Wiederholen auf eine Stabilisierung der Entspannung im Zentralnervensystem ab. Je länger ein Entspannungsverfahren geübt wird, desto schneller und leichter kann es auf Grund von Konditionierungsprozessen im Alltag aktiviert werden. Eine kurze Selbstinstruktion – zum Beispiel das Abrufen eines mit sich selbst verabredeten Codes – kann dann selbst in Stresssituationen schnell beruhigend wirken. Die Entspannungsreaktion ist also der Gegenpol der Stressreaktion.

Manche Entspannungstechniken (z. B. die progressive Muskelentspannung) nutzen stärker die Möglichkeit, durch Veränderung körperlicher Funktionen auf psychische Vorgänge Einfluss zu nehmen. Andere Verfahren (z. B. das Autogene Training) setzen stärker auf die Möglichkeit, durch Veränderungen psychischer Vorgänge die körperlichen Funktionen zu beeinflussen.

So lernt der Übende, seine Gedanken und seinen Körper bewusst zu beeinflussen. Eine in dieser Weise bewirkte Steigerung des Wohlbefindens und Linderung oder bessere Bewältigung von Beschwerden ist wirksame Selbstkontrolle und Selbstkompetenz.

Auf den folgenden Seiten stellen wir Ihnen einige ganz unterschiedliche Entspannungstechniken vor.

Entspannung mit Hilfe der Vorstellungskraft: Autogenes Training

Methoden der Entspannung und Selbstbeeinflussung waren schon im Altertum bekannt, beispielsweise in der indischen Yogalehre oder der japanischen Zen-Meditation. Allerdings sind diese Methoden kaum von der Weltanschauung der jeweiligen Lehre zu trennen, oder sie verlieren durch eine solche Loslösung an Wirkung.

In den 20er Jahren entwickelte Johannes Heinrich Schultz mit dem Autogenen Training eine Technik, die unabhängig vom kulturellen Umfeld und der Weltanschauung anwendbar sein sollte. Vor ihrer Ausarbeitung war er lange Zeit in einem Berliner Hypnose-Ambulatorium tätig.

Auf diesen Erfahrungen aufbauend, hatte J. H. Schultz mit den Vorarbeiten zum Autogenen Training vor dem Ersten Weltkrieg begonnen, nach wissenschaftlichen Prinzipien eine Selbsthilfemethode entwickelt und veröffentlichte dann 1926 die erste Arbeit über die „Autogenen Organübungen“. Sein Buches „Das autogene Training“ erschien 1932.

Grundlage für das Buch war seine Entdeckung, dass die meisten Menschen in der Lage sind, einen Zustand tiefer Entspannung allein mit Hilfe ihrer Vorstellungskraft zu erreichen. So lässt sich beispielsweise bei Personen, die sich intensiv Wärme in ihren Armen vorstellen, tatsächlich eine Zunahme der Oberflächentemperatur messen, die auf eine Zunahme der Durchblutung zurückgeführt wird.

Die ursprünglichen Methoden von J. H. Schultz wurden seither aufgrund neuer Erkenntnisse erweitert. Während das Autogene Training ursprünglich zur Unterstützung der psychotherapeutischen Behandlung kranker Menschen entwickelt wurde, wird diese Technik heute ebenso von gesunden Personen angewendet, beispielsweise zur Erhöhung der allgemeinen Lebensqualität, zur Besserung sportlicher Leistungen oder des Lernens und zur Steigerung der beruflichen Leistungsfähigkeit von Führungspersonen.

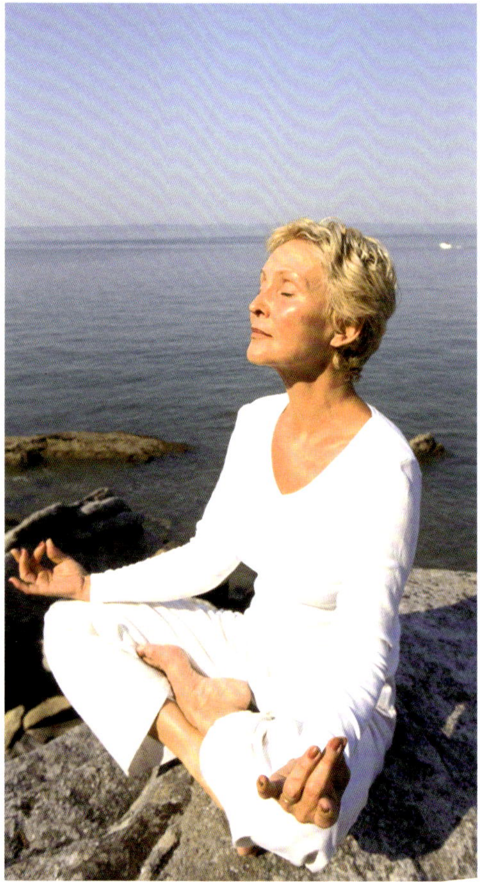

Umschalten lernen

Das Autogene Training entstand aus Beobachtungen, die Schultz im Rahmen seiner Hypnoseforschung machte. Schultz nannte sein Verfahren „konzentrative Selbstentspannung", und diese Entspannung der Muskulatur war die Grundlage seiner Psychotherapiemethode. Die Ruhe entsteht Schultz zufolge durch die Muskelentspannung und die dem Gehirn in dieser Form mitgeteilte Meldung: „In der Peripherie herrscht Ruhe."

Gleichzeitig kann das autogene Training als Selbsthypnose aufgefasst werden. Denn beim autogenen Training versetzt sich der Übende durch Autosuggestion selbst in den „umgeschalteten" Zustand. Unter Umschaltung versteht Schultz den Wechsel vom normalen Wachzustand in einen veränderten, hypnotischen Bewusstseinszustand. Diese Umschaltung wird – außer vor dem Schlafengehen – nach jedem Training wieder aufgehoben (im Fachjargon: „zurückgenommen").

Stufen und Anwendungsbereiche

Das autogene Training wird in drei Stufen gegliedert:

Grundstufe (früher als Unterstufe bezeichnet): Die Techniken wenden sich an das Vegetative Nervensystem.

Mittelstufe: Die Methoden bezwecken die Beeinflussung des Verhaltens durch formelhafte Vorsatzbildung.

Oberstufe: Die Methoden erschließen unbewusste Bereiche des Trainierenden.

Die Anwendungsbereiche des Autogenen Trainings bestehen für gesunde Menschen vor allem im Sport, in der Managerschulung, in der Vorbeugung gegen Burnout-Syndrom und im Bereich des Lernens. Gesunde Menschen nutzen vor allem die Techniken der Grundstufe und der Mittelstufe.

Medizinische Indikationen für das autogene Training sind klassischerweise Neurosen, phobische Störungen und psychosomatische Erkrankungen, zum Beispiel Flug- und Platzangst, Magengeschwüre und Begleittherapien bei Krebserkrankungen.

TRAINER-TIPP

Klang-Meditation

„Meditation ist an keine bestimmte Religion gebunden und hat aus meiner Sicht sehr wenig mit Esoterik zu tun. Denn meditieren heißt ganz einfach: zu sich selbst finden. Den hektischen Alltag ausblenden und sich ein paar Minuten nehmen, um zur Ruhe zu kommen. Doch genau das fällt uns in der heutigen Zeit immer schwerer.

Deshalb empfehle ich die Klang-Meditation. Gong und Klangschalen helfen beim Entspannen. Die wohltuenden Schwingungen dringen nicht nur über unser Gehör, sondern auch über die Haut in den Körper. Wie gut das tut, ist längst auch messbar: Muskelspannungen verringern sich, Puls und Blutdruck sinken und die Atemfrequenz wird gleichmäßiger – WIR KOMMEN ZU UNS SELBST ZURÜCK.

Wem die Zeit fehlt, von Zeit zu Zeit einen erfahrenen Klang-Therapeuten aufzusuchen, dem rate ich zu einer genialen Alternative: Klang-Meditation mit Hilfe einer Audio-CD oder Audio-Files auf Handy oder MP3-Player. Diese können Sie nutzten um zu Hause oder auch unterwegs einmal kurz (oder auch etwas länger) abzuschalten. Das erfrischt Körper und Geist."

Martin Fletcher,
Entspannungstherapeut

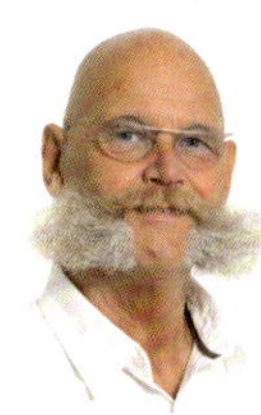

Das Prinzip der assoziierten Verstärkung: Der Masterplan© nach Dr. Rita R. Trettin

Millionen Menschen fühlen sich täglich gestresst. Sie sind angespannt, erschöpft, niedergeschlagen, frustriert und kraftlos. Sie vermissen Glück, Motivation, Zufriedenheit, Wohlbefinden, Leichtigkeit und Gelassenheit – ganz einfach Lebensfreude.

Die Erkenntnisse der modernen Stressforschung zeigen, dass Belastungen, Ärger, Sorgen und negative Emotionen auf Dauer krank machen. Konflikte, Existenzsorgen, Leistungsdruck und Ängste schädigen den Körper genauso wie Ehrgeiz, Perfektionismus und permanent hohe Leistungsbereitschaft.

Stressbedingte Symptome wie Müdigkeit, Schlafstörungen, Übergewicht, Antriebsschwäche, Leistungsabfall, Kopfschmerzen und Stimmungsschwankungen reduzieren deutlich die Lebensqualität und sind häufig erste Anzeichen für eine chronische Erkrankung wie z. B. Bluthochdruck, Diabetes mellitus oder Tinnitus.

Millionen Menschen erleben in ihrem Alltag täglich im Beruf und Privatleben unterschiedlichste Belastungen, die sie auf Dauer krank machen können. Die Weltgesundheitsorganisation (WHO) bezeichnet Stress in einem Gesundheitsreport als die größte Epidemie dieses Jahrhunderts.

Ärzte gehen davon aus, dass die Mehrheit aller Symptome und Erkrankungen, die sie täglich in der Praxis sehen, durch die Belastungen im Berufs- und Privatleben verursacht werden.

Bei mehr als 80 Prozent der Todesursachen wie Herzinfarkt, Schlaganfall, Krebs spielt heute Stress (Druck, Ärger, Belastungen, Konflikten usw.) eine ursächlich auslösende Rolle.

Druck, Ärger, Belastungen und Stress von außen sind kaum zu ändern. Was wir ändern können, ist unsere Einstellung, unsere Wahrnehmung und unser Denken!

Kontrolle des „Negativspeichers"

Welches sind die Ziele, die mit neuromentalem Training erreicht werden sollten und auch können? Wie bewahren wir uns ein gutes Lebensgefühl, Lebensfreude und auch Arbeitsfreude? Und wie können wir gesund und entspannt altern und dabei aktiv und leistungsfähig bleiben? Wie schaffen wir es, den „Negativspeicher" auf einem Minimalniveau zu halten?

Kompetentes, durch einen Stresscoach angeleitetes Training kann helfen

- Stress im Privatleben und am Arbeitsplatz schneller zu erkennen
- Stress als einen Risikofaktor für die Gesundheit zu verstehen
- Stressbelastungen im Alltag auf Dauer zu reduzieren und damit die Entstehung von chronischen Erkrankungen wie z. B. Bluthochdruck und Rückenschmerzen positiv zu beeinflussen
- negative Gefühle und Gedanken sofort zu blockieren und neu zu bewerten,
- insgesamt das tägliche Erregungsniveau zu senken,
- sich im Alltag vor den negativen Auswirkungen von Stress auf den Körper wirkungsvoll zu schützen,
- das individuelle Stressverhalten zu analysieren und dauerhaft zu verbessern

Stress und negative Gedanken sind Risikofaktoren

Leider spüren Menschen ihre eigenen Stressbelastungen zu mehr als 90 Prozent überhaupt nicht. Dazu kommt, dass die auslösenden mentalen Prozesse und physiologischen Reaktionen extrem schnell, oft unter einer 1.000-stel Sekunde ablaufen.

Die neuromentalen Methoden setzen direkt an der Ursache an: Neue Einstellungen, aktives bewusstes Denken und Assoziieren in der Situation einer Stress-Belastung ermöglichen es, negative Erlebnisse und Erfahrungen aus der Vergangenheit zu bewältigen sowie das schädigende negative Denken (Problematisieren) zu stoppen.

Die neuromentale Stressmedizin bewertet negatives Denken, negative Gedanken und Emotionen, Druck, Ärger und Stressbelastungen genauso als eigenständige Risikofaktoren wie Rauchen, schlechte Ernährung oder mangelnde Bewegung.

Stress entsteht durch assoziative Verstärkung!

Alle Ärgernisse pro Sekunde, die nicht aktiv mental verarbeitet oder gelöst werden, bleiben für immer als offene Datei im Gehirn aktiv. Natürlich können wir uns bei der enormen Informationsmenge, die das Gehirn verarbeitet, nach kurzer Zeit nicht mehr bewusst an einzelne kleine Ärgernisse erinnern.

Deshalb glauben wir, wir hätten sie vergessen. Das unterschwellige Ärgergefühl bleibt. Die Laune wird schlechter – das Lebensgefühl auf Dauer auch.

Wir speichern jedes Ärgernis – für immer. Je öfter wir uns ärgern oder aufregen, desto mehr speichern wir.

Je älter wir werden, desto mehr steigt die gespeicherte Belastung. Das reduziert die Lebensfreude. Depressionen werden häufiger.

Die Masterplan©-Methode ist eine schnell wirksame, effektive Methode zur Reduktion mentaler Stressbelastungen. Ihre Ansätze zur Stressreduktion basieren auf den neuen Erkenntnissen der neuromentalen Medizin:

Bereits einzelne Gedanken lösen eine messbare Belastung im Organismus aus. Die wahre Belastung ist um ein x-faches höher, als wir glauben und spüren. Viele der von uns als ganz normal empfundenen Verhaltensweisen im Alltag (z. B. sich aufregen, Dampf ablassen, Ärgernisse erzählen) sind aus medizinischer Sicht Risikofaktoren ähnlich dem Rauchen. Diese kleinen Belastungen sind direkte Ursache vieler Stresssymptome und Belastungserkrankungen. Wir brauchen ein grundlegend anderes Denken, neue Einstellungen, eine bessere Kommunikation und eine größere mentale Sensibilität. Nur so können wir in einer Leistungsgesellschaft mit hohen Anforderungen erfolgreich leben und gesund alt werden.

Und so funktioniert der Masterplan©

Stellen Sie sich vor, Sie stehen im Stau, aber haben es eilig. Ihr Adrenalinspiegel steigt, Blutdruck und Puls ebenso. Sie malen sich aus, was passiert, wenn Sie sich bei diesem wichtigen Termin verspäten. Die Stresskaskade in ihrem Körper nimmt ihren Lauf.

Nach dem Masterplan© gehen Sie in vier Schritten vor:

1. Sagen Sie in Gedanken oder auch laut „STOPP". Allein damit unterbrechen Sie den Ablauf der Stoffwechselprozesse im Körper. Denn das Gehirn muss plötzlich einen andere Aufgabe lösen.
2. Fragen Sie sich, ob die Situation/das Problem änderbar ist oder nicht. Der Stau ist nicht änderbar!
3. Schalten Sie nun gedanklich in den Lösungsmodus, indem Sie das Gehirn erneut vor eine Aufgabe stellen: nach Auswegen zu suchen. Sie könnten die Wartenden telefonisch über Ihre Verspätung informieren. Nutzen Sie die Zeit, sich die Umgebung anzusehen. Vielleicht entdecken Sie eine Blumenwiese, herrliche Bäume, stattliche Villen. Oder Sie hören im Auto eine CD. Ihr Adrenalinspiegel sinkt, Sie entspannen sich.
4. Lernen Sie aus dieser Erfahrung: Dass Sie auch in Anspannungssituationen gelassen bleiben können. Dass die anderen Verständnis zeigen, wenn sie den Grund kennen. Dass man aus einer Zwangspause auch etwas Gutes machen kann.

So reagiert unser Körper auf Stress

Wir Menschen sind Negativdenker. Das Gehirn arbeitet als Reiz-Erkennungssystem. Diese Funktion ist biologisch überlebenswichtig. Der Suchlauf dauert ca. 1/1000 Sek. Assoziationsprozesse sind Stressverstärker.

Ein einziger negativer Gedanke, ein Ärgernis, ein böses Wort, ein negatives Gefühl, etwas, was uns stört, löst nach Dr. Rita Trettin in uns eine Kettenreaktion belastender Reaktionen aus. In dem nachfolgenden Beispiel nehmen wir etwas Unangenehmes wahr oder sehen etwas, was uns stört, z. B. Unordnung.

1. Unsere mentale Suchmaschine „Google" sucht alle negativen Erinnerungen an Unordnung.
2. Wir bewerten die Unordnung als negativ und ärgerlich.
3. Aus Millionen von Erinnerungen macht das Gehirn ein Ärgergefühl, eine negative Emotion.
4. Unsere Körpersprache wird insgesamt auf „negativ" geschaltet.
5. Der Ton wird aggressiv, lauter. Wir sprechen negativ, verletzend, vorwurfsvoll, abwertend usw.
6. Wir denken über das Ärgernis nach, es beschäftigt uns, es löst weitere Gedanken aus, evtl. steigern wir uns hinein.
7. Das gesamte Ärgernis, die Situation, die Unordnung, wird als Film und als Ordner im Gehirn für immer gespeichert.
8. Das Gehirn gibt der Schaltzentrale für Gefühle den Befehl, z. B. Gefühlshormone auszuschütten.
9. Das Gehirn tritt das Gaspedal voll durch und erhöht die Drehzahl im Körper.
10. Das Gehirn bremst Körperfunktionen, die bei Flucht, Kampf und Angriff nicht gebraucht werden.
11. Das Gehirn gibt der Hirnanhangdrüse den Befehl, durch einen Hormoncocktail die Alarmreaktion auszulösen.
12. Jetzt spüren wir Stressgefühle wie Ärger, Aufregung, Anspannung, Angst, Wut und andere.
13. Das Adrenalin schaltet den Körper auf Hochleistung und hohe Belastung.
14. Das Cortisol erhöht den Blutzuckerspiegel und schwächt auf Dauer das Immunsystem.
15. Das Herz schlägt schneller, muss mehr pumpen und nutzt sich ab.
16. Der Blutdruck steigt. Die Gefäße altern und verschleißen schneller.
17. Der Stress schlägt auf den Magen. Die Schutzschicht der Magenwand nimmt ab.
18. Der Hunger wird über Stunden blockiert. In Ruhe essen wir dann zu viel und zu fett, oft ohne Bewegung.
19. Denkleistung und Konzentration nehmen ab. Die Fehlerquote nimmt zu.
20. Wir reagieren unter Stress öfter intensiv, spontan und mit Kurzschlusshandlungen.
21. Der Sexualtrieb nimmt ab. Lustlosigkeit und Beziehungsprobleme nehmen zu.
22. Wir schwitzen mehr – bei Aufregung, in Prüfungssituationen, Drucksituationen und nachts.
23. Es entstehen Verspannungen, Rückenschmerzen, Spannungskopfschmerzen, Migräne, Tinnitus usw.
24. Der Körper schaltet den Turbo ein (ATP). Der Verschleiß nimmt zu. Wir altern schneller.
25. Adrenalin erhöht den Blutzuckerspiegel. Zucker wird als Treibstoff bereitgestellt.
26. Fett wird in das Blut geschüttet. Der Blutfettspiegel steigt. Ohne Bewegung droht Arteriosklerose.
27. Der Aufbau, Umbau und Abbau von Stoffen im Körper läuft auf Hochtouren. Wir nutzen ab und altern.

28. Bei der Verbrennung entstehen Abfallprodukte, die den Körper schädigen (Freie Radikale).
29. Adrenalin stärkt kurz das Immunsystem, Cortisol schwächt es dann. Infekte und Tumoren können entstehen.
30. Das Blut wird klebriger, dickflüssiger und kann die Gefäße verstopfen.

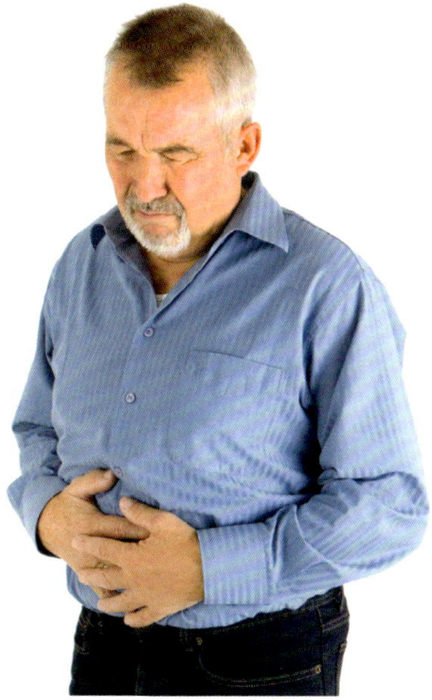

WAS LERNEN WIR DARAUS?

Unter Stress läuft unser Körper auf Hochtouren wie ein Motor mit zu hoher Drehzahl, ohne Pause und Erholung. Auf Dauer kapituliert der Körper und bricht zusammen – wir werden krank.

Progressive Muskelentspannung

Bei der progressiven Muskelentspannung (auch: progressive Muskelrelaxation (kurz: PMR), progressive Relaxation (kurz: PR) oder Tiefenmuskelentspannung nach Edmund Jacobson handelt es sich um ein Verfahren, bei dem durch die willentliche und bewusste An- und Entspannung bestimmter Muskelgruppen ein Zustand tiefer Entspannung des ganzen Körpers erreicht werden soll.

Dabei werden nacheinander die einzelnen Muskelpartien in einer bestimmten Reihenfolge zunächst angespannt, die Muskelspannung wird kurz gehalten, und anschließend wird die Spannung gelöst. Die Konzentration der Person wird dabei auf den Wechsel zwischen Anspannung und Entspannung gerichtet und auf die Empfindungen, die mit diesen unterschiedlichen Zuständen einhergehen.

Ziel des Verfahrens ist eine Senkung der Muskelspannung unter das normale Niveau aufgrund einer verbesserten Körperwahrnehmung. Mit der Zeit soll man lernen, muskuläre Entspannung herbeizuführen, wann immer man dies möchte.

Durch die Entspannung der Muskulatur können dann auch andere Zeichen körperlicher Unruhe oder Erregung reduziert werden: beispielsweise Herzklopfen, Schwitzen oder Zittern. Darüber hinaus können Muskelverspannungen aufgespürt und gelockert und damit Schmerzzustände verringert werden. Die Methode der progressiven Muskelentspannung wird unter anderem bei arterieller Hypertonie, Kopfschmerzen, chronischen Rückenschmerzen, Schlafstörungen sowie Stress angewendet.

EXPERTEN-INTERVIEW: DR. MED. DIPL.-PSYCH. RITA R. TRETTIN

ZUR RUHE KOMMEN

Die Ärztin und Psychologin arbeitet in ihrer eigenen Praxis in Hamburg-Winterhude. Sie fungiert als Stressmanagerin und hilft Menschen, Körper und Seele wieder in Einklang zu bringen.

Durch ihren doppelten Background aus Medizin (promovierte Neurologin und Psychiaterin) und Geisteswissenschaft (Diplom-Psychologin) ist die Psychotherapeutin prädestiniert dafür, über den fachspezifischen Tellerrand zu schauen und die verschiedenen Behandlungsansätze individuell zu kombinieren. Sie gilt als ausgewiesene Expertin auf dem Gebiet der Stressmedizin.

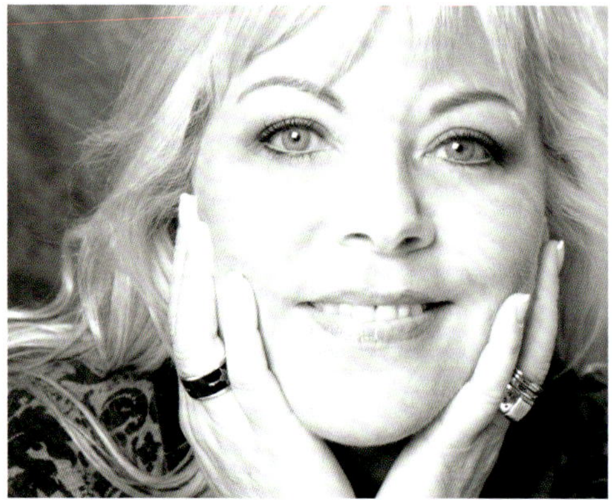

Sind Stress und Anspannung primär berufsbedingt? Denn dass hieße ja, dass Ruheständler davon weniger betroffen sind.

Keinesfalls. Durch meine Tätigkeit als Ärztin habe ich in meiner Praxis im Laufe der Zeit eine Vielzahl älterer Menschen kennengelernt, die sich ganz erheblich belastet fühlen. Die Ursachen ändern sich im Vergleich zu jüngeren Menschen, die Auswirkungen sind oft die gleichen.

Viele Menschen, die beruflich unter Druck stehen, sehnen ihre Pensionierung herbei. Fällt dann von einem Tag zum andern alle Last von ihnen ab, so als würde ein Schalter umgelegt?

Genau diese Vorstellung und vor allem den Wunsch haben viele. Die Realität ist jedoch eine andere, denn denjenigen, die sich derart unter Druck fühlen, ist ja die Entspannungsfähigkeit abhandengekommen. Die Anspannung bleibt also bestehen, auch wenn der Ruhestand eingetreten ist. Viele müssen Entspannung erst mühsam wieder lernen.

Es ist viel von Entspannungstechniken die Rede – vom Yoga bis zum TaiChi. Ist das wirklich nötig? Reichen ein regelmäßiges Mittagsschläfchen und ein Spaziergang zum Ausklang des Tages nicht auch?

Das muss sehr individuell betrachtet werden. Wenn das Mittagsschläfchen oder der Spaziergang die Entspannung und eine Frische herbeiführen, die zuvor nicht (mehr) da waren, reicht es sicher aus. Entspannungsmethoden sind dann hilfreich, wenn die „natürlichen" Mechanismen nicht mehr greifen.

Lässt sich für jeden Typ Mensch eine geeignete Entspannungstechnik finden? Es gibt ja durchaus Leute, die sagen „Bei mir wirkt so was nicht."

Ich bin davon überzeugt, dass es für jeden Menschen die „richtige", die passende Methode gibt.

Woran merke ich denn, dass es Zeit für mich ist, ernsthaft etwas für die Entspannung zu tun? Gibt es Alarmsignale?

Oh ja, die gibt es. Bei sehr vielen Menschen sind erste Zeichen zum Beispiel Schlafstörungen und

Erschöpfung. Sie können selbst im Urlaub oder an anderen freien Tagen nicht mehr abschalten. Weitere Warnzeichen sind körperliche Symptome wie Kopfschmerzen, Ohrgeräusche und Magen-Darm-Unregelmäßigkeiten.

Und wie finde ich dann die für mich geeignete Methode? Das Angebot ist für den Laien ja schwer überschaubar. Was soll ich machen und vor allem bei wem?

Hier hilft eine Beratung bei einem Experten, zum Beispiel beim Arzt Ihres Vertrauens. Im intensiven Gespräch und durch nähere Erklärungen einzelner Techniken lässt sich dann recht schnell herausfinden, welche Methode die richtige sein könnte. Dann einfach ausprobieren!

Wie stehen Sie zu eher „exotischen" Entspannungsmethoden wie der Klang-Meditation und dem Meditativen Bogenschießen?

Jede Methode, die dazu dient, dem Menschen spürbar zu Entspannung zu verhelfen, hat ihre Berechtigung. Ähnlich wie bei besser bekannten Entspannungsmethoden geht es darum, das „Körpergefühl" zu sensibilisieren und zu trainieren. Um den Wechsel zwischen Anspannung und Loslassen.

Martin Fletcher hat eine sehr wirkungsvolle Variante des meditativen Bogenschießens entwickelt. Er verknüpft dabei die Konzentration am Bogen mit der Zen-Meditation. Östliche Behandlungsansätze sind auch mir seit vielen Jahren sehr vertraut. Die Traditionelle Chinesische Medizin ist fester Bestandteil meines therapeutischen Spektrums. Ich habe das meditative Bogenschießen als sehr interessante Methode kennengelernt. Wir überlegen, es in das Spektrum des Medical Competence Center Winterhude aufzunehmen.

Was tun Sie denn selbst zu Ihrer Entspannung?

Manchmal benötige ich einfach nur Ruhe, die ich bei mir zuhause, aber auch an sehr friedlichen Plätzen in der Natur finde, oft frühmorgens oder spätabends. Meine Affinität zur Kunst und zur Musik lässt mich darüber hinaus immer wieder in eine andere Welt eintauchen. Diese Erlebnisformen appellieren direkt ans Gefühl und können sowohl entspannend als auch beruhigend wirken. Entspannung finde ich auch auf dem Golfplatz, wo ich mein Alltags-Gedankenkarussell sofort zum Stehen bringe. ■

www.neurologiewinterhude.de

ERSTE HILFE BEI EINER STRESS-ATTACKE

- Wenn es soweit ist und Sie vom „Stressmonster" überfallen werden, sagen Sie zu sich ganz deutlich (und wenn möglich, laut) STOPP!!!
- Atmen Sie dreimal tief durch, das vermindert den Pulsschlag. Auch der Blutdruck wird reduziert.
- Verlassen Sie den Ort des Geschehens! Der Wechsel in eine andere Umgebung hilft dem Gehirn umzuschalten.
- Nochmals dreimal tief durchatmen und bewusst fünf Minuten Pause machen. (Doch, doch. So viel Zeit muss sein!)
- Bewegen Sie sich ein wenig, holen Sie sich zum Beispiel ein Glas Wasser.
- Fragen Sie sich: „Was ist eigentlich los?" Analysieren Sie die Lage und überlegen Sie ruhig, wie Sie jetzt die Situation entspannen können.
- Kehren Sie an den Ort des Geschehens zurück und – NEIN, nicht einfach weitermachen – räumen Sie kurz auf! Unordnung stresst das Unterbewusstsein. Dann erst weiter arbeiten, eins nach dem anderen.
- Wenn Sie wieder innere Ruhe verspüren, überlegen Sie sich, ob und wie Sie solche Situationen in Zukunft vermeiden oder entschärfen können. (s. MASTERPLAN©-Methode)

Meditatives Bogenschießen

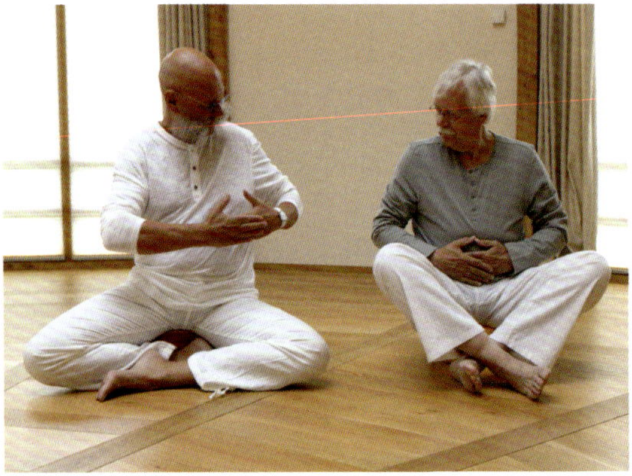

Sitzen

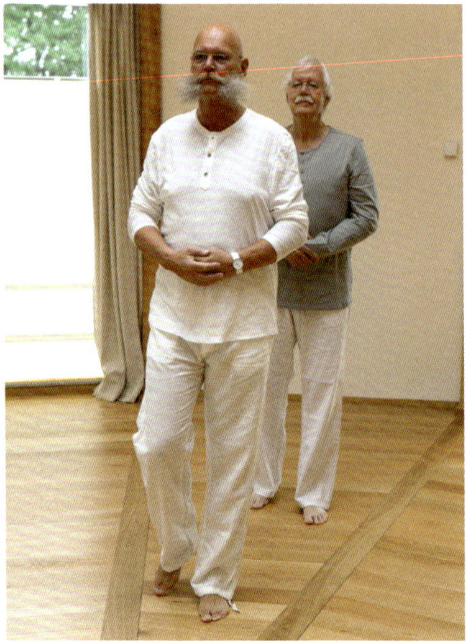

Gehen

Bereits in der Frühphase der Menschheit lernten unsere Vorfahren den Umgang mit Pfeil und Bogen. So konnten sie auf die Jagd gehen um ihre Ernährung zu sichern. Im Laufe der Zeit wurden Pfeil und Bogen auch als Waffe immer wichtiger: von den Armeen der Antike über Hunnen und Mongolen bis zu den Prärieindianern lehrten Bogenschützen ihre Feinde das Fürchten. Dass Pfeil und Bogen jedoch auch Instrumente der Meditation sein können, ist vielen nicht bewusst.

Das Meditative Bogenschießen ist eine „Erfindung" des Fernen Ostens. Dort verknüpfte man die erforderliche Konzentration beim Bogenschießen mit der Zen-Meditation. Weil es vielen Westeuropäern schwer fällt, sich in diesen komplexen philosophischen Überbau einzuleben, hat der Entspannungstrainer Martin Fletcher eine vereinfachte, aber sehr wirkungsvolle Variante des Meditativen Bogenschießens entwickelt.

Das „Meditative Bogenschießen nach Martin Fletcher" (MBMF) kombiniert Ansätze des westlichen Sport-Bogenschießens mit denen des strengen japanischen Kyudo. Das ist auch für Anfänger relativ leicht umzusetzen.

Der Bogen als Entspannungsinstrument

„Ich sitze, um zu sitzen, ich gehe, um zu gehen, ich schieße, um loszulassen."

Diese Methode, Stress abzubauen, basiert auf drei Säulen: der Sitzmeditation (Zazen), der Gehmeditation (Kinhin) und dem entspannten Umgang mit dem Bogen (Atmen und Loslassen). Alle Übungen werden zu Klängen eines Feng-Gongs vollzogen, der Übende selbst schweigt.

Der Atem prägt den Zustand unseres Geistes

Im Alltag atmen wir zu flach, zu schnell und zu hektisch. Wenn wir uns entspannen und tief in uns selbst versinken, verlangsamt sich der Atem. So findet unser Geist eine Entsprechung in der Atmung.

Vergessene Tugenden: Aufmerksamkeit, Achtsamkeit, Gelassenheit

Beim Meditativen Bogenschießen erfasst der Schütze bei voller Muskelanspannung und angehaltenem Atem intuitiv das Ziel. Geist und Ziel verbinden sich. Dann folgt der Moment des Lösens. Man entspannt – nicht nur den Bogen, sondern auch sich selbst.

Statt auf einen bestimmten Punkt zu zielen, wird beim „Meditativen Bogenschießen" allgemein auf die Scheibe geschossen. Dabei sind beide Augen. Denn sobald eines der beiden Augen zugekniffen wird, schaltet man sein räumliches Sehen aus und beginnt zu zielen. Doch im Gegensatz zum erfolgs- und leistungsorientierten Bogensport ist punktgenaues Fokussieren beim meditativen Bogenschießen nicht gewollt. Hier geht es eben nicht darum, „ins Schwarze zu treffen".

Alle Aufmerksamkeit richtet sich auf den Rhythmus des Atems, auf die Bewegungen des Körpers in seiner Gesamtheit. Auf die Körperhaltung, die Stellung der Füße, eine bewusste Bodenhaftung. Auf das Spannen des Bogens, die Finger an der Sehne, das Loslassen, das Ausschwingen es rechten Armes (bei Rechtshändern) und schließlich das Verweilen (Innehalten) nach dem Lösen der Sehne.

Am Anfang reichen etwa 10 Meter Abstand zwischen Schütze und Pfeilfang. Je nach Übungsintensität und Platzverhältnissen kann man die Entfernung schrittweise steigern.

Begleitet von einem Gong, wechseln sich Sitzübungen, achtsames Gehen sowie der Umgang mit dem Bogen ab. Die einzelnen Übungen kann man auch losgelöst voneinander jederzeit in den Tagesablauf einbauen.

Material: Zum Meditativen Bogenschießen (MBMF) benötigt man einen Langbogen (anfangs mit einem geringen Zuggewicht), Pfeile, einen Köcher, einen Pfeilfang (Zielscheibe) mit Ständer sowie Fingertabs und Armschutz. Für die Sitzmeditation braucht man ein Meditationskissen oder ein Meditationsbänkchen oder einfach einen Stuhl.

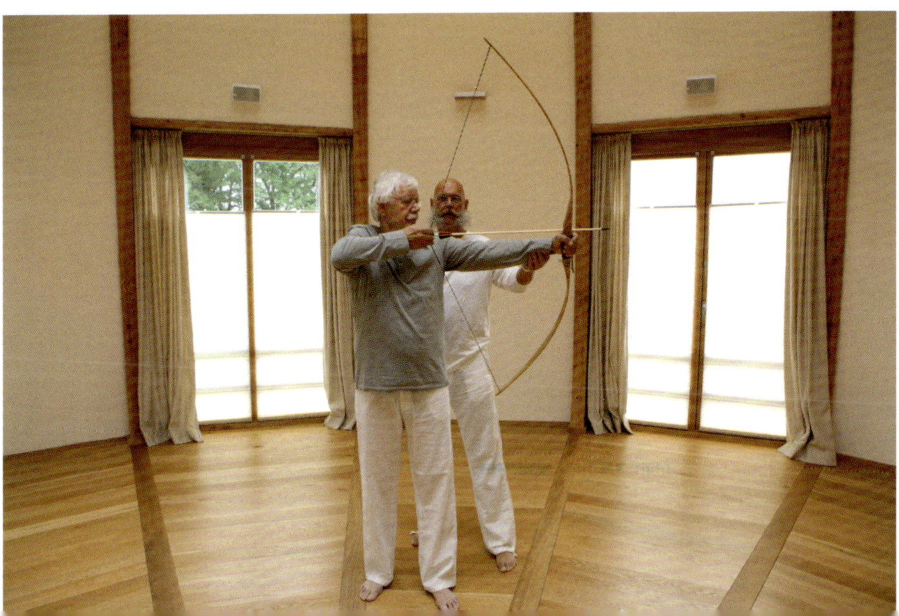

Schießen, Loslassen

Mit Humor lebt es sich leichter

Im Wartezimmer eines Psychiaters unterhalten sich zwei Patienten. Der eine fragt den anderen: „Warum sind Sie hier?" Dieser antwortet: „Ich bin Napoleon. Mein Hausarzt meinte, ich solle zum Psychiater gehen." „Woher wissen Sie denn, dass Sie Napoleon sind?" „Das hat mir Gott gesagt." Da meldet sich ein anderer Patient aus dem Wartezimmer mit den Worten: „Nein, habe ich nicht gesagt!"

Noch einer gefällig? Ehemann fragt Weinhändler: „Welchen Wein können Sie mir für unsere Silberhochzeit empfehlen?" Antwort: „Kommt drauf an ... Wollen Sie feiern oder vergessen?"

Spaß beiseite ... Vielleicht finden Sie das ja auch amüsant. Wenn nicht, macht das auch nichts. Denn der Sinn für Humor ist durchaus sehr individuell. Worüber der eine aus vollem Herzen lacht, ringt dem anderen vielleicht nur ein müdes Lächeln ab. Aber Hand aufs Herz: Wissen Sie noch, wann Sie das letzte Mal so richtig über etwas Humorvolles (und nicht unbedingt aus Schadenfreude) gelacht haben? Oder denken Sie, das sei einfach nur kindisch?

Hoffentlich nicht! Zwar lachen Kinder im Schnitt 400-mal am Tag im Gegensatz zu den etwa 15 Lachern, die Erwachsene in derselben Zeit produzieren, doch als naiv sollte man dies nicht abtun, eher als intuitiv klug!

Prof. Christie Davies, ein bekannter britischer Soziologe, meint: „Es ist von großer Bedeutung, sich wissenschaftlich mit Humor zu beschäftigen, weil er in Hinblick auf die Menschen so wichtig ist, zum einen als eine echte Form von Heiterkeit und zum anderen als Auszeit hinsichtlich des Überdrusses und der Zwänge des alltäglichen Lebens." Wen wundert`s also, dass es sogar eine „International Society for Humor Studies" gibt und Präventologen-Kongresse oder Psychotherapie-Wochen die entspannende Heilkraft des Lachens zum Thema machen?

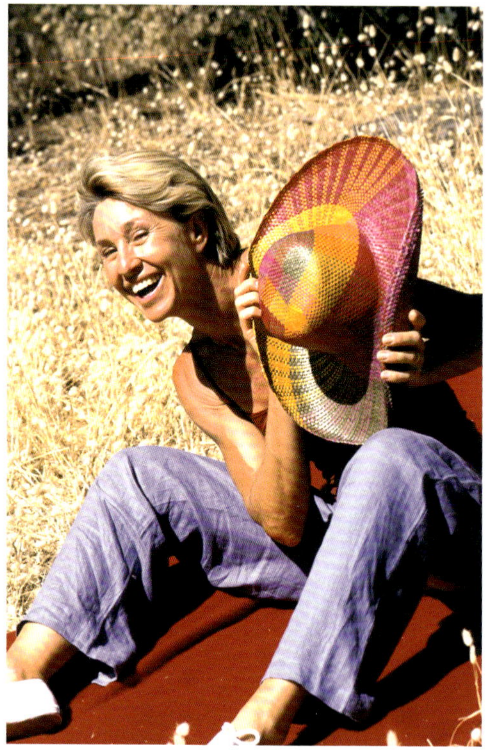

Lachen ist ansteckend und trotzdem gesund

Lächeln, schmunzeln, lachen ist viel mehr als nur lustig sein. Was passiert zum Beispiel in unserem Körper, wenn wir lachen ?

- „Glückshormone" werden ausgeschüttet, und das nicht zu knapp, die Zahl der „Stresshormone" nimmt ab und man fühlt sich sofort entspannt.
- Schmerzen werden gelindert, so dass innerhalb weniger Minuten Erleichterung bis zu mehreren Stunden eintreten kann.
- Lachen kräftigt das Herz- Kreislauf-System. Hätten Sie gedacht, dass 20 Sekunden la-

chen der körperlichen Leistung von drei Minuten schnellem Rudern entspricht? Und dass durch häufiges Lachen das Herzinfarkt-Risiko halbiert werden kann? Ein indischer Arzt behauptet gar, dass zwei Minuten lachen ebenso gesund seien wie 20 Minuten joggen. Wenn man zwanghaft-verbissen sein Pensum „abläuft", mag das durchaus stimmen...

- Lachen lockert Muskeln, in der Gesichtsregion und im übrigen Körper gleich an die 100!
- Es hat positive Effekte auf den Blutdruck, und nicht nur der Stoffwechsel wird aktiviert, sondern auch die Selbstheilungskräfte.

Ja, Sie haben richtig gelesen! Nach ein paar Lachanfällen sind deutlich mehr Killerzellen im Blut nachweisbar. Diese stürzen sich auf Viren und andere ungebetenen Eindringlinge. Selbst Tumor- und Krebszellen kann es dann schlecht ergehen. Es soll Menschen geben, die mittels exzessiven Konsumierens von Komödien, Sketchen und dergleichen ernsthafte Erkrankungen mit Erfolg „weglachen" konnten. Immunglobuline spielen in der körpereigenen Abwehr eine wichtige Rolle. Doch Niedergeschlagenheit und Stress senken deren Anzahl in unserem Körper. Lachanfälle, aber auch Schmunzeln und Lächeln bewirken das Gegenteil – und dieser positive Effekt kann dann noch stundenlang anhalten.

Heiterkeit heilt

All dies und manches mehr hat die Lachforschung schon lange herausgefunden. Aber ist es uns auch bewusst? Wie oft zieht man ein mürrisches Gesicht, und dabei würde schon ein kleines Lächeln die Laune sofort heben!

Lachen therapiert ganzheitlich. Es kuriert Körper, Geist und Seele und wirkt wie ein gut funktionierendes Überdruckventil gegen Anspannung, sprich: negativen Stress. Damit ist Lachen eine Entspannungsmethode par excellence und kann Sie schließlich zum wunderbaren Zustand humorvoller Gelassenheit führen, der lebenserfahrenen Menschen besonders gut ansteht. Und auch so richtig gut tut!

UND JETZT SIND SIE DRAN!

Mit den Kapiteln dieses Buches wollten wir Sie zum Nachdenken anregen, Ihnen alltagstaugliche Tipps geben und kleine „Lebenshilfen" aufzeigen. Was Sie davon umsetzten, ist natürlich ganz allein Ihre Sache. Hauptsache, Sie behalten die Initiative und lassen sich nicht einfach treiben. Denn das passt nicht zur „Power-Generation" der heutigen Ü6oer!

Stecken Sie Ihren Kurs ab. Setzen Sie Segel und nehmen Sie das Ruder fest in die Hand.

Gute Reise!

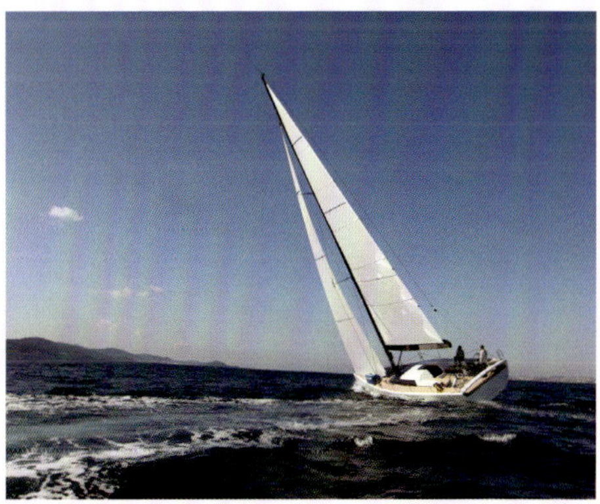

Carlo – Lust auf Leben

Der Hamburger Kult-Moderator ist seit Jahrzehnten einer der bekanntesten deutschen Medien-Stars.

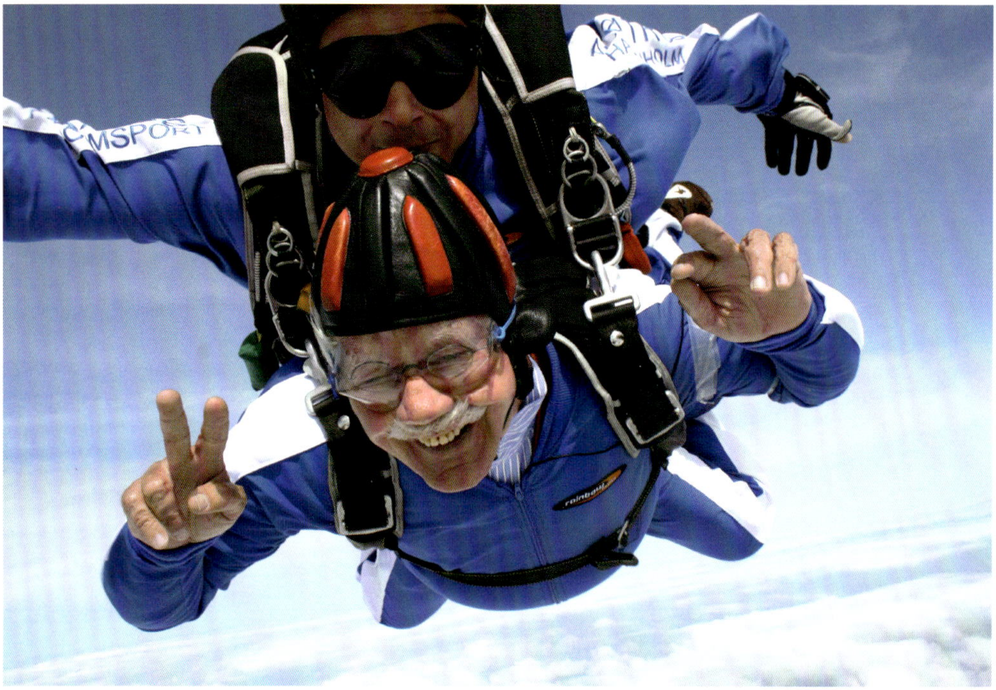

Tandemsprung, 2012

Carlo von Tiedemann wurde 1943 in Pommern geboren. Er ist ein weitläufiger Verwandter des Schriftstellers Heinrich von Kleist.

Nach der Lehre zum Verlagskaufmann machte er ein Zeitungsvolontariat in Cuxhaven und arbeitete dann zunächst zwei Jahre lang als Reporter für das Hamburger Abendblatt.

1968/70 ging er für zweieinhalb Jahre für den Springer Auslandsdienst nach Buenos Aires (Argentinien).

1971 wechselte von Tiedemann zum Norddeutschen Rundfunk, dem er bis heute treu geblieben ist. In den Folgejahren prägte er beim NDR viele Fernseh- und Hörfunksendungen, darunter die legendäre „Aktuelle Schaubude" (1975-85 und 1997-2004), den „Deutschen Musikladen" und die „Große Hafenrundfahrt".

Viele dieser Sendungen hatten über Jahre Kultstatus und ein Millionenpublikum. Mit Recht kann man Carlo von Tiedemann damit als eines der bekanntesten Gesichter Norddeutschlands bezeichnen.

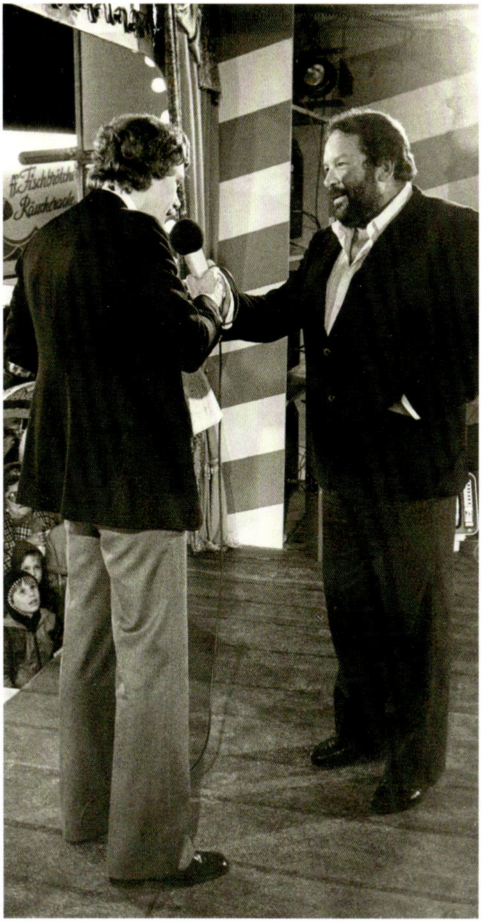

Mit Bud Spencer, 1985

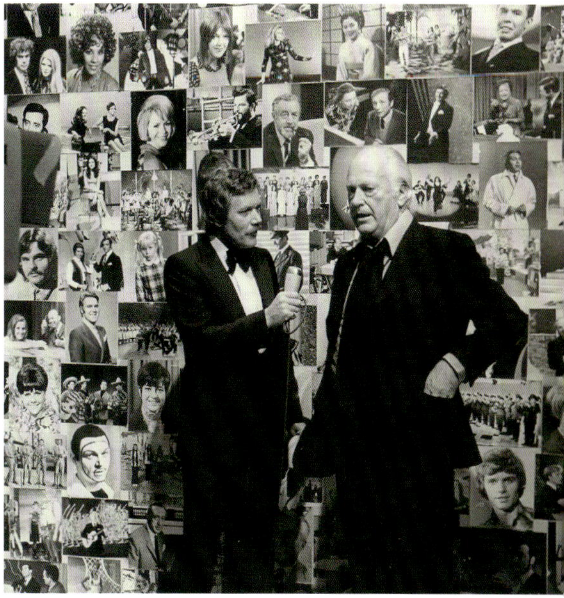

Mit Curd Jürgens, 1982

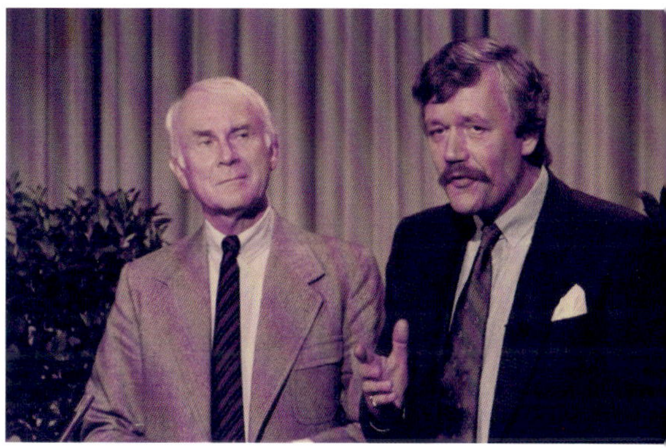

Mit Loriot, 1984

Im Laufe der Jahre traten Dutzende berühmter Größen aus dem Showbusiness in Carlos Sendungen auf: Bud Spencer, Fats Domino, Inge Meysel, Udo Jürgens, Freddy Quinn, Curd Jürgens, Peter Alexander, Jürgen Roland, Caterina Valente, Harald Juhnke, Loriot, Rudi Carrell, Mike Krüger und viele, viele mehr. Natürlich auch Politiker, von Norbert Blüm bis Gerhard Stoltenberg.

1986/87 machte von Tiedemann einen Abstecher zum ZDF, wo er die Sendung „Show & Co. mit Carlo" moderierte, was ihn bundesweit bekannt machte. Hinzu kamen zahlreiche schauspielerische Gastrollen in Fernsehserien wie dem „Tatort" und dem „Großstadtrevier".

Gegenwärtig ist er als Moderator der NDR-Quizshow „Leuchte des Nordens" (seit 2003) und als Moderator in der Mittagsschiene von NDR 90,3 live (seit 1997) zu erleben.

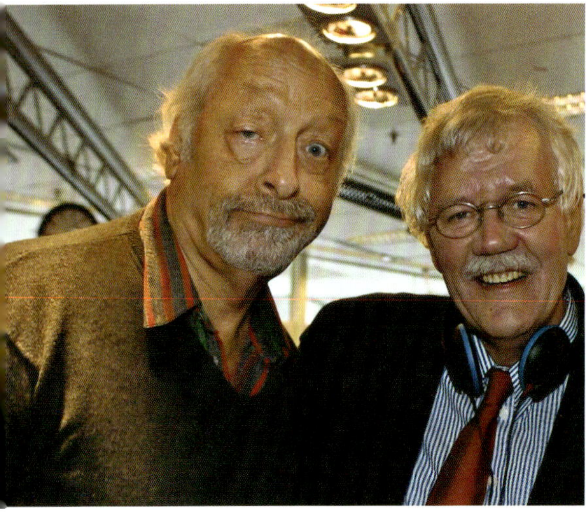

Mit Karl Dall, 2006 Foto: NDR

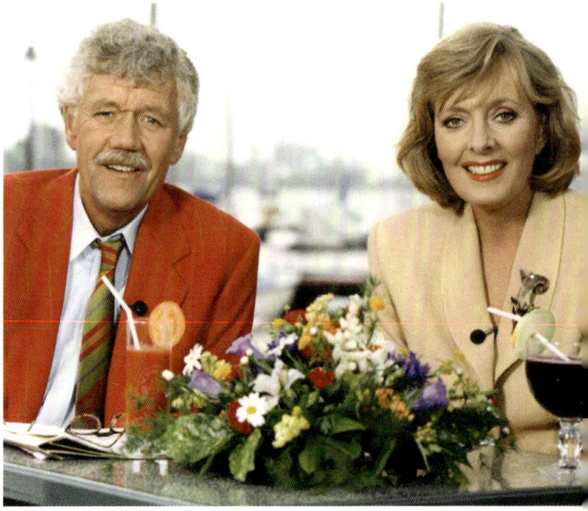

Aktuelle Schaubude
mit Victoria Voncampe, 1994 Foto: NDR

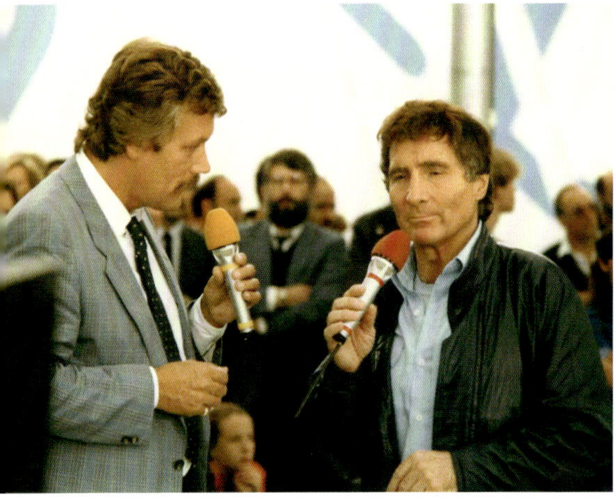

Mit Freddy Quinn, 80er Jahre Foto: NDR

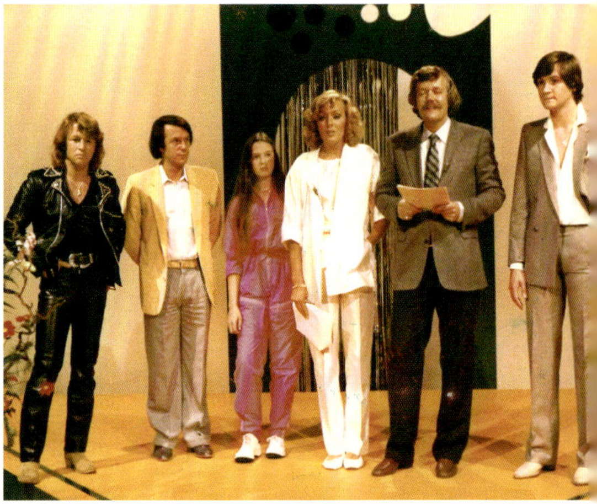

1978 mit Peter Maffay, Adamo,
Andrea Jürgens, Victoria Voncampe, Johnny Logan Foto: NDR/H. E. Müller

Bis heute kann Carlo von Tiedemann auf über 10.000 Radiosendungen und ein knappes Dutzend regelmäßiger Fernsehserien beim NDR zurückblicken. Diese Erfolgschronik ist noch längst nicht abgeschlossen, sondern wird durch ständig neue Sendungen und Auftritte ergänzt.

Carlo von Tiedemann wird nicht zu Unrecht als „Urgestein der deutschen Unterhaltungsbranche" bezeichnet und ist „aus dem norddeutschen Radio und Fernsehen einfach nicht mehr wegzudenken".

Alle, die ihn kennen, bezeichnen ihn als „Gute-Laune-Mann". Diese optimistische Lebenseinstellung hat ihm geholfen mit persönlichen Krisensituationen fertig zu werden. Er durchlebte öffentlich viele Höhen und Tiefen – doch hat stets Oberwasser behalten. Die Menschen im Norden wissen, dass ihr Carlo ein Mensch mit Ecken und Kanten ist. Genau das macht ihn so interessant und glaubwürdig.

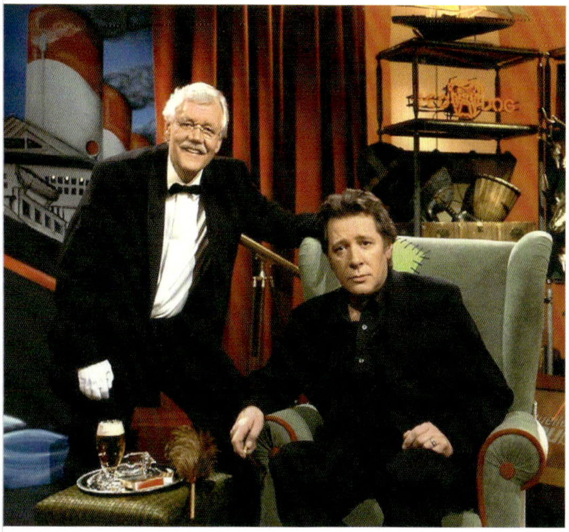

Mit Jan Fedder, 2005

Foto: NDR/U. Ernst

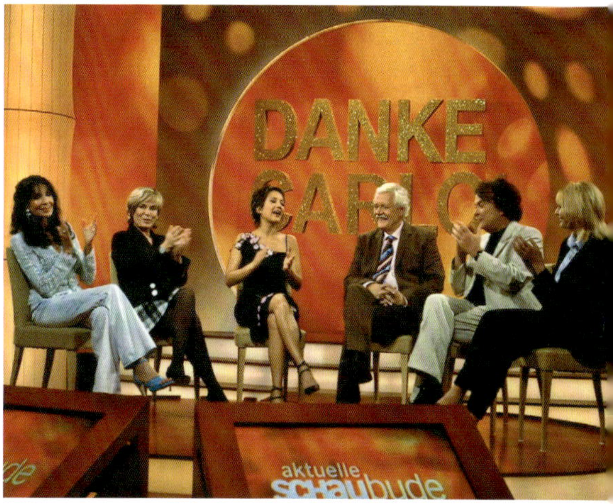

Abschied von der
Aktuellen Schaubude, 2004

Foto: NDR/U. Ernst

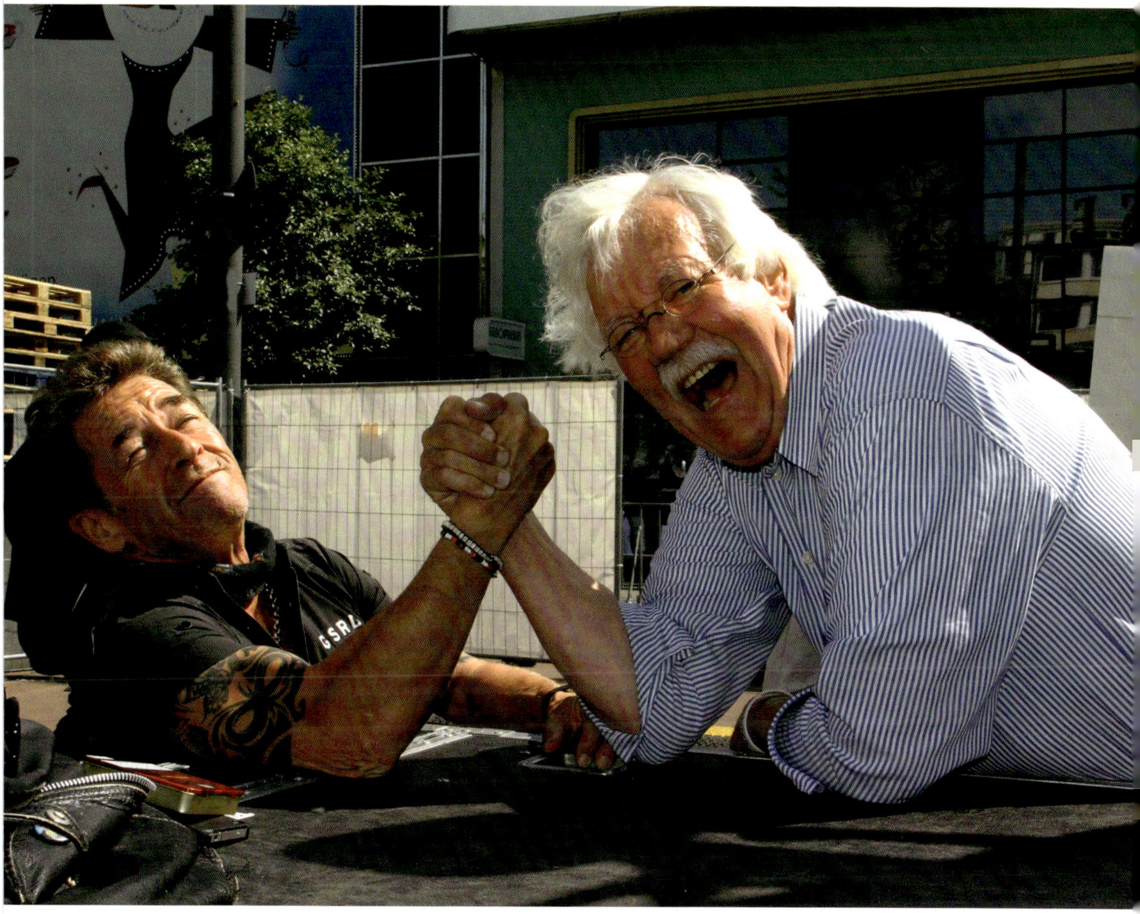

Armdrücken mit Peter Maffay, 2012

Berühmte Ü60er

Agnetha Fältskog (1950)
Alice Schwarzer (1942)
Angelica Domröse (1941)
Armin Mueller-Stahl (1930)
Arnold Schwarzenegger (1947)
Art Garfunkel (1941)
Barbra Streisand (1942)
Bob Dylan (1941)
Bruce Springsteen (1949)
Bonnie Tyler (1951)
Carlos Santana (1947)
Chris Andrews (1942)
Christine Westermann (1948)
Daliah Lavi (1942)
David Hasselhoff (1952)
Diana Ross (1944)
Dieter Maschine Birr (1944)
Donovan Phillips Leitch (1946)
Dunja Rajter (1946)
Dustin Hoffman (1937)
Eddy Grant (1948)
Elton John (1947)
Eric Clapton (1945)
Eva-Maria Hagen (1934)
Frank Elsner (1942)
Frank Schöbel (1942)
Franz Beckenbauer (1945)
Gitte Henning (1946)
Gloria Gaynor (1949)
Götz George (1938)
Gunther Emmerlich (1944)
Gunter Gabriel (1942)
Günter Netzer (1944)
Gudrun Landgrebe (1950)
Hannelore Elsner (1942)
Heide Rosendahl (1947)
Hillary Clinton (1947)
Heiner Brand (1952)
Howard Carpendale (1946)
Ilja Richter (1952)
Iris Berben (1950)
Isabella Rosselini (1952)
Joan Baez (1941)
Joe Cocker (1944)
Joschka Fischer (1948)
Katja Ebstein (1945)
Lena Valaitis (1943)
Liz Mitchell (1952)
Liza Minelli (1946)
Manfred Mann (1940)
Manfred Sexauer (1930)
Mary Roos (1949)
Mick Jagger (1943)
Mike Krüger (1951)
Muhammad Ali (1942)
Nancy Sinatra (1940)
Niki Lauda (1949)
Olivia Newton-John (1948)
Otto Waalkes (1948)
Paul Simon (1941)
Peer Steinbrück (1947)
Pele (1940)
Peter Kraus (1939)
Peggy March (1948)
Phil Collins (1951)
Ray Dorset (1946)
Reinhold Messner (1944)
Ricky Shayne (1944)
Rita Süssmuth (1937)
Robert Redford (1936)
Rod Stewart (1945)
Rosi Mittermeier (1950)
Sandy Shaw (1947)
Senta Berger (1941)
Silvester Stallone (1946)
Sir Paul McCartney (1942)
Susi Quatro (1950)
Ted Herold (1942)
Thomas Gottschalk (1950)
Tina Turner (1939)
Udo Jürgens (1934)
Udo Lindenberg (1946)
Ulrich Wickert (1942)
Uschi Glas (1944)
Uschi Nerke (1944)
Uwe Seeler (1936)
Vicky Leandros (1952)
Wanda Jackson (1937)
Wiebke Bruhns (1938)
Wolfgang Petry (1951)